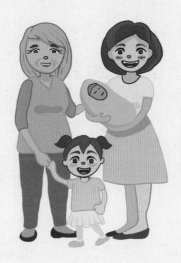

U0284083

组织编写　中国妇幼健康研究会科普专业委员会

丛书总主编　张　巧

妇幼健康知识科普丛书
——妇科常见病防治指导手册

主编　李　叶　张　巧

编者（以姓氏笔画为序）

于　晖　北京医院

万　颖　北京市通州妇幼保健院

吕爱明　北京医院

李静然　北京大学人民医院

吴珍珍　甘肃省妇幼保健院

张志军　贵州省人民医院

胡　倩　北京医院

人民卫生出版社
·北京·

版权所有，侵权必究！

图书在版编目（CIP）数据

妇科常见病防治指导手册 / 李叶，张巧主编 . —北京：人民卫生出版社，2023.6

（妇幼健康知识科普丛书）

ISBN 978-7-117-34855-3

Ⅰ.①妇… Ⅱ.①李…②张… Ⅲ.①妇科病—常见病—防治—手册 Ⅳ.①R711-62

中国国家版本馆 CIP 数据核字（2023）第 097381 号

| 人卫智网 | www.ipmph.com | 医学教育、学术、考试、健康，购书智慧智能综合服务平台 |
| 人卫官网 | www.pmph.com | 人卫官方资讯发布平台 |

妇幼健康知识科普丛书
——妇科常见病防治指导手册
Fuyou Jiankang Zhishi Kepu Congshu
——Fuke Changjianbing Fangzhi Zhidao Shouce

主　　编：李　叶　张　巧
出版发行：人民卫生出版社（中继线 010-59780011）
地　　址：北京市朝阳区潘家园南里 19 号
邮　　编：100021
E - mail：pmph @ pmph.com
购书热线：010-59787592　010-59787584　010-65264830
印　　刷：北京顶佳世纪印刷有限公司
经　　销：新华书店
开　　本：889 × 1194　1/32　印张：6
字　　数：167 千字
版　　次：2023 年 6 月第 1 版
印　　次：2023 年 6 月第 1 次印刷
标准书号：ISBN 978-7-117-34855-3
定　　价：30.00 元

打击盗版举报电话：010-59787491　E-mail：WQ @ pmph.com
质量问题联系电话：010-59787234　E-mail：zhiliang @ pmph.com
数字融合服务电话：4001118166　E-mail：zengzhi @ pmph.com

妇幼健康知识科普丛书

总 顾 问 江　帆

顾　　问 张世琨　魏丽惠　李　坚

总 主 编 张　巧

丛书编委会成员（以姓氏笔画为序）

王　芳（成都电子科技大学医学院附属妇女儿童医院）

王建东（中国人民解放军总医院第一医学中心）

毛　萌（四川大学华西第二医院）

华　彬（北京医院）

刘文利（北京师范大学）

孙丽洲（南京医科大学第一附属医院）

李　叶（北京医院）

李　莉（首都医科大学附属北京儿童医院）

李　瑛（江苏省卫生健康发展研究中心）

李从铸（汕头大学医学院附属肿瘤医院）

张　巧（北京医院）

赵卫东（中国科学技术大学附属第一医院）

胡丽娜（重庆医科大学附属第二医院）

徐先明（上海交通大学附属第一人民医院）

章红英（首都医科大学）

学术秘书 苗　苗（北京医院）

序　言

中国有 14 亿总人口,妇女儿童 8.8 亿,妇女儿童健康问题始终是人类社会共同面对的基础性、全局性和战略性问题,对人口安全、经济社会发展以及国家的全面发展都具有重大意义。妇幼健康是衡量人民健康水平的重要标志,也是一个国家文明程度的重要标志。面对当今世界百年未有之大变局,我们不仅要全力守卫妇女儿童生命安全与健康,更要从民族复兴、国家安全的高度,不断增进妇女儿童的健康福祉,这是全社会的共同责任。

习近平总书记多次强调,科技创新、科学普及是实现创新发展的两翼,要把科学普及放在与科技创新同等重要的位置。中国妇幼健康研究会始终坚持把提升妇幼健康领域的科技创新和推进科学普及作为同等重要的职责,团结凝聚各专业领域的权威专家和学科带头人,既加快学科发展,又把科普作为重点任务,共同积极推进,为提升妇女儿童健康水平作贡献。中国妇幼健康研究会于 2020 年 8 月专门成立了科普专业委员会,就是要在补短板上下功夫,探索科普之路,学会科普的方式方法,努力在妇幼健康领域多出精品,为实现新时代健康中国建设战略目标、提升妇女儿童健康水平提供重要的支撑。

　　我们高兴地看到,科普专业委员会在张巧主任委员带领下,各位专家齐心合力,针对妇女儿童健康需求,精心策划编撰了"妇幼健康知识科普丛书"。这套丛书内容丰富,覆盖了婴幼儿、青少年、孕妇、中老年的全生命周期,还详细介绍了生殖与避孕、女性肿瘤、乳腺疾病等妇科常见疾病的预防与治疗知识。这套丛书集科学性、独创性、通俗性、艺术性为一体,是一次生动而有意义的积极尝试。

　　参与这套科普丛书编写的专家,均为本领域优秀的权威专家,亲历了国家发展与进步的历史进程,几十年风风雨雨的经历与专业经验,形成了他们特有的品质与情怀,他们带着承前启后、继往开来的职责和使命,完成了编写。相信这是一套高品质的科普丛书,广大读者会在这里找到解决困惑与问题的满意答案。

　　这是一次难得的科普实践,是为提升公民科学素质做的一件惠及百姓的实事,也是各位专家一道向建党百年华诞的献礼! 感谢各位专家的努力与付出!

　　最后,对本丛书的成功出版表示由衷祝贺!

第十二届全国人大农业与农村委员会副主任委员
国家卫生健康委员会原副主任
中国妇幼健康研究会会长

2021 年 6 月

前　言

　　女性健康是民族发展、国体稳固的重要一环。近年来,国家对妇女儿童健康高度重视,加强了医改的顶层设计,优化配置了自上而下的各层级资源配备,妇幼健康工作取得了长足进步和显著成就。我国已被世界卫生组织评定为"全球十个妇幼健康高绩效国家"之一。

　　随着医学的进步,医学的任务已从以防病治病为主,逐步转向以维护和增进健康、提高人的生命质量为主;医学的对象从以患者为主的模式逐步转变成面向整个人群的模式。医疗资源及信息的共享已成为时代发展的必然。但中国国土面积大,人口众多,医疗资源地域分布不均,普通群众获取健康知识的途径,医疗救治的水平也存在很大差异。女性朋友及各层级医务人员十分渴望了解新的妇科常见疾病防治知识,以提高健康意识和保健水平。

　　《妇幼健康知识科普丛书——妇科常见病防治指导手册》(简称《手册》)共分十三个章节,按照不同的解剖部位及生理功能,精选百余种常见病、多发病,从最新的医学发展角度及更新的医疗理念出发,以图文并茂的形式,阐述各种疾病的病因、最新的治疗方案及预防措施。同时加入了"妇科手术的麻醉"这一章节,为手术患者进行了答疑解惑。本书不仅可以作为广大女性的自我保健手册,也可作为社区基层医生、全科医生防治常见妇科疾病的治疗指南及"口袋书"。

　　《手册》的编者包括全国多个省市国家重点医学院校、三级甲等医院的临床专家,具有很强的实用性、指导性,是专家们长期从事一线临床工作及妇女健康工作经验的宝贵结晶。本书的绘图工作,得到了王天意同志的帮助,在此表示诚挚的谢意。同时感谢全体编写人员的无私付出。希望本书可以惠及每一位需要帮助的女性及她们的家庭。祈福国泰民安!

国家老年医学中心

北京医院妇产科　主任医师、教授

中国妇幼健康研究会科普专业委员会副主任委员

李　叶

2022 年 12 月

目 录

第一章 外阴炎及外阴常见疾病

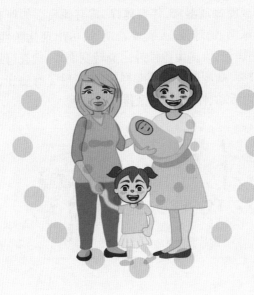

第一节　外阴炎

说起外阴炎,大多数女性并不陌生,因为这是一种很常见的外阴疾病,常表现为外阴疼痛、烧灼、瘙痒,严重时常常影响日常活动及性生活等,从幼女到绝经女性都可能发病。

外阴炎的发病有急性和慢性之分。急性外阴炎起病较急,开始可出现外阴轻度疼痛、灼热、红肿,因为涉及隐私部位等原因,许多女性不能及时就诊,疼痛逐渐加重,充血肿胀明显且逐渐增大,出现糜烂,严重者形成溃疡或湿疹,伴有瘙痒,常有抓痕。如伴有化脓菌感染,例如葡萄球菌、链球菌、大肠埃希菌等,可出现化脓性炎症表现。慢性外阴炎起病慢,大多由急性外阴炎转变而来,检查可见外阴皮肤增厚、粗糙、皲裂,病变融合呈苔藓样变,患者除了有瘙痒、疼痛、烧灼感外,还表现为活动、性交、排尿及排便时加重。

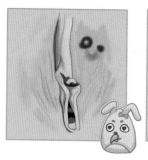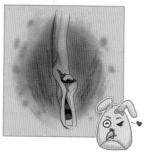

1. 外阴炎的病因有哪些

(1)非特异性外阴炎,是由月经血、尿液、粪便、卫生用品等物理、化学等刺激所引起的外阴皮肤或黏膜的炎症,多发生于月经期及前后、肥胖、尿便失禁,以及长期摩擦、穿紧身化纤内衣裤者。

(2)外阴阴道假丝酵母菌病、滴虫阴道炎导致的外阴炎,一般表现为外阴红斑或色素减退、皲裂、鳞屑,伴有瘙痒,且阴道分泌物增多,多伴有相应的阴道炎,长期炎症出现皮肤增厚,分泌物中可查见病原体,炎症治愈后白色区域逐渐消失。

(3)由单一细菌或混合感染引起的病原体性炎症,可伴有真菌感染。易发生于患有糖尿病等慢性病、器官移植、长期应用糖皮质激素等有高危因素者。这种外阴炎中,外阴化脓性毛囊炎最常见,由葡萄球菌、链球菌、大肠埃希菌等感染引起,多发生于不注意卫生等情况,常伴有阴道炎。初起为红色毛囊性丘疹,数天内中央出现脓疱,周围有红肿,边界不清,脓疱破溃后形成黄痂,痂脱落后一般不留瘢痕,可单个或多个毛囊发病。

(4)糖尿病导致的外阴炎,由于糖尿病患者尿液增加,含糖的尿液刺激外阴所致,特别在患者血糖控制不好时,容易并发外阴炎。外阴皮肤出现对称性发红、增厚,伴有严重瘙痒,但无分泌物增多。

2. 如何预防外阴炎

(1)注意外阴卫生非常重要,保持清洁干燥,每日温水清洁外阴,特别是大小便后及时清洁。

(2)月经期间勤换卫生巾,避免长时间使用护垫,特别是过度的摩擦、活动和性生活。

(3)由于紧身化纤内衣裤或卫生用品透气性差、易过敏,活动时易摩擦等,应避免长期穿紧身裤等。

(4)避免搔抓、生活不规律、熬夜、失眠等。

(5)对洗液、药物或卫生用品等过敏者,注意避免使用。

3. 发生外阴炎后应怎么办

(1)首先需要寻找并去除导致外阴炎的原因,治疗基础疾病,增强机体免疫力。特别是对于反复发作的患者,寻找原因更重要,一般与肥胖、糖尿病、免疫系统疾病等有关。

（2）若有阴道炎、尿失禁、糖尿病、免疫系统异常等应及时治疗，若有尿瘘、粪瘘应及时进行修补，肥胖患者应注意减重。

（3）非特异性外阴炎去除病因后，对症治疗一般可好转。

第二节　外阴常见疾病

1. 前庭大腺炎

（1）什么是前庭大腺炎

在女性大阴唇后部、阴道口下 1/3 的两侧有一对黄豆大小的腺体，左右各一个，称为前庭大腺，又称为巴氏腺，是外阴最大的外分泌腺，每个腺体有一个腺管，腺管细长，1~2cm，腺管向阴道口方向走行，开口于阴道前庭后方小阴唇与处女膜之间的沟内，腺体分泌的黏液经腺管排出。在性兴奋时，这些分泌的黏液会起到润滑的作用。正常情况下不能触及此腺体，若前庭大腺囊肿或脓肿，则能触及并看到。

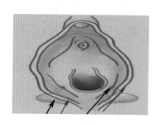

前庭大腺及其腺管开口

当外阴阴道发生炎症，特别是葡萄球菌、大肠埃希菌、链球菌、肠球菌等混合性细菌感染时，病原体侵入腺管和前庭大腺，感染初期导致前庭大腺导管炎，腺管开口往往因肿胀或渗出物凝聚而阻塞，又由于腺管较细长，分泌物积存不能外流，导致前庭大腺炎。炎症继续发展，前庭大腺或腺管的腔内积脓，从而形成前庭大腺脓肿。若脓肿消退后，腺管阻塞，脓液吸收后被黏液分泌物所替代，形成前庭大腺囊肿。前庭大腺囊肿可继发感染，形成脓肿，并反复发作。除了炎症的原因外，前庭大腺导管受到损伤，例如分娩时会阴与阴道裂伤、性生活导致损伤，也可使腺管口阻塞，腺体分泌物积聚，不能排出，直接形成前庭大腺囊肿。因此前庭大腺疾病多见于生育期妇女。

(2)得了前庭大腺炎怎么办

前庭大腺炎发病比较急,多为单侧发病。如果出现外阴疼痛、局部肿胀、硬结、压痛时应及早就医。此时应予以1/5 000高锰酸钾液或外用洗液坐浴,一日2次,必要时给予抗生素。

如果不及早就医,炎症快速发展,出现前庭外侧肿大,可达3~6cm包块,疼痛剧烈,坠胀,以致行走不便。阴道口变形,像"月牙",就形成了前庭大腺脓肿,脓肿成熟时局部可触及波动感。少数患者可出现发热等全身症状,腹股沟淋巴结不同程度增大。当脓肿内压力增大时,表面皮肤黏膜变薄,脓肿可自行破溃,流出黄色脓性液体。若破口较大,可自行引流,炎症较快消退而痊愈;若破口小,引流不畅,则炎症持续存在,并反复发作。

(3)如何处理前庭大腺囊肿

前庭大腺囊肿大小不一样,多由小逐渐增大,有些可持续数年无症状。若囊肿逐渐变大,可出现外阴坠胀或性生活不适。患者在外阴部后下方可触及无痛性囊性肿物,多呈圆形。

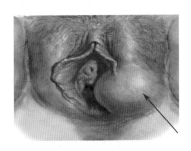

前庭大腺囊肿

对于囊肿小、无症状、多年不变的前庭大腺囊肿,定期观察即可,无须进行治疗。但应保持局部清洁,减少外阴摩擦、挤压,例如骑自行车、过度锻炼、久坐等。随访一般每6个月~1年一次,其间有异常应及时就诊。

对于前庭大腺脓肿,可取前庭大腺开口处分泌物进行细菌培养和药敏试验。常需使用抗生素抗感染,也可口服清热、解毒中药,或局部坐浴。同时应尽早切开引流,以缓解疼痛,引流需充分。

对于有症状的患者,囊肿较大、反复发作者,可行前庭大腺囊肿造口术。这个手术是经典的手术,损伤小,并发症少,并可保留腺体及其分泌和局部滑润功能。手术虽然操作简单,但切口很关键,例如沿处女膜缘的外侧皮肤与黏膜交界处切开，长度达脓肿/囊肿的最低点，以便充分引流。因此到正规医院找有手术经验的大夫就诊很关键，否则手术后容易复发。

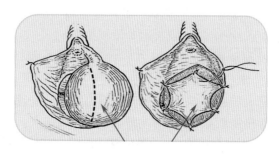

前庭大腺囊肿切开、造口术

2. 什么是外阴皮脂腺增生，需要治疗吗

一些女性因外阴皮脂腺增生而烦恼，其实大可不必。正常情况下，外阴皮肤黏膜有非常丰富的皮脂腺，特别是小阴唇内侧，这些皮脂腺由腺泡和较短的导管构成，分泌脂质，起到保护外阴皮肤黏膜的作用。当皮脂腺导管阻塞，就会形成非常小的囊肿，也称为外阴皮脂腺增生（Fordyce斑），就像面部的粉刺一样。

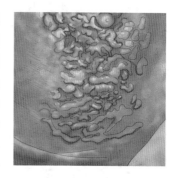

外阴皮脂腺增生

与其他部位皮肤黏膜不同，外阴皮脂腺的导管直接开口于皮肤黏膜表面，因此，对于外阴来说，这种小的皮脂腺增生是一种正常的解剖变异，是自然状态下产生的，属于个人体质差异，并无传染性，也不与其他疾病相关，只是单纯存在于表面的小突起，或是一种异位性的皮脂腺增生。因此在外阴，对于无症状、肉眼可见或可触及的皮脂腺一般属于正常现象，但很少情况下可能与青春期的内分泌有关。

这种在外阴小的、黄色或淡黄色的，像豆粒一样的小斑点或丘疹，质地软，中央可有小的脐窝，几个至几十个，一簇一簇，大小0.1~0.5cm 的外阴皮脂腺增生一般无症状，如果明显长大，可能有不适，如摩擦感，特别是性生活时等。偶尔在大阴唇部位者可大至 1cm以上。

由于外阴皮脂腺增生不是病，一般无须治疗。如明显增大，影响日常生活和性生活，必要时可采取二氧化碳激光治疗或局部切除术。但应避免过度治疗，以免瘢痕形成等影响外阴的结构和性功能。

预防外阴皮脂腺增生是必要的，例如保持外阴清洁干燥和良好的生活习惯，少食用辛辣、高脂饮食，减少局部刺激，包括摩擦、使用有刺激性的外阴洗剂等。

3. 什么是外阴慢性单纯性苔藓，越抓越痒怎么办

"大夫，我的外阴实在痒得受不了，尤其是晚上，常常半夜痒醒了，看了好几家医院了，阴道涂了许多种药物，还不见好，也做了各种检查，大夫说没有滴虫、霉菌和细菌，您说这是怎么回事？"在 30~50 岁因为外阴瘙痒就诊的女性中，常听到这样的描述。

进行常规妇科检查后，常常会发现仅局限于大阴唇、阴唇间沟、阴蒂

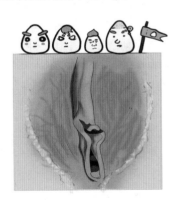

外阴慢性单纯性苔藓

包皮及阴唇后联合等处孤立、多发或左右形态对称或不对称的多角形扁平丘疹，皮肤增生增厚，淡红褐/肤色斑块，融合后呈苔藓样改变，过角化，皮纹加深，粗糙，色素减退/沉着，而外阴解剖结构正常，皮肤弹性正常，阴道、宫颈及分泌物未见异常。这多属于外阴慢性单纯性苔藓的表现，以瘙痒、搔抓、苔藓样斑块为特点，是常见的外阴非肿瘤性皮肤病变之一，多见于生育期女性。

外阴慢性单纯性苔藓起病时，多先有瘙痒，呈阵发性奇痒，这时搔抓可以缓解瘙痒，但搔抓后皮肤出现增厚，增厚的皮肤进一步刺激皮肤内的神经末梢，使瘙痒加剧，奇痒难忍，夜间加剧，影响睡眠，进一步搔抓后皮肤增厚，进一步加重皮损，形成痒 - 抓 - 痒的恶性循环。搔抓后易破溃、皲裂、溃疡并发疼痛等。

外阴慢性单纯性苔藓的具体病因不明，与慢性摩擦、搔抓或其他刺激引起的皮肤神经功能障碍有关，也可继发于硬化性苔藓、扁平苔藓或其他外阴疾病。进一步询问病史，患者经常有神经紧张、失眠、压力大、胃肠功能紊乱、内分泌异常、长期炎症、多汗、慢性刺激、过敏史等情况。

如出现皲裂、溃疡、硬结、隆起、粗糙、色素变化明显时应进行活检。目前比较明确的是，外阴慢性单纯性苔藓恶变的概率非常小。

外阴慢性单纯性苔藓治疗的目的是阻断"痒 - 抓 - 痒"的恶性循环，因此，控制瘙痒非常重要，患者瘙痒的症状缓解后，就不会搔抓，皮肤增厚会慢慢好转，瘙痒也会进一步缓解。由于这一类疾病最初多由于刺激导致，因此一般治疗要保持局部皮肤清洁干燥，采用刺激小的洗液每日清洗，不吃辛辣、过敏的食物；不用刺激性洗液或肥皂清洗外阴，不长期用药物性或护理性洗液，不穿不透气的化纤内衣裤等。

如果上述一般治疗不见好转，需加用药物治疗，可选用糖皮质激素类药物，例如 0.025% 氟轻松软膏、0.01% 曲安奈德软膏，病变局部涂抹，每日 1~2 次，可非常有效地控制瘙痒，但应在医生的指导下应用，否则易出现不良反应，例如皮肤刺激、萎缩、烧灼感、瘙痒刺痛、继发感染等，软膏类制剂相对效果好，不良反应小。局部用药前可先用温水坐浴，每日 1~2 次，每次 10~15 分钟，可使皮肤软化、促进药物吸收、缓解瘙痒症状。如果瘙痒严重导致失眠、紧张者，可加用镇静、安眠药物，如果对接触物过敏，应加用抗过敏药物。

症状严重或药物治疗无效者可联合应用局部物理治疗（聚焦超声、CO_2 点阵激光或氦气激光；波姆光、液氮冷冻等），通过去除局部异常上皮组织和破坏真皮层神经末梢，从而阻断瘙痒和搔抓所引起的恶性循环。

症状控制后,已增厚的皮肤仍需较长时间才能有明显改善或恢复正常。一般有效治疗后可痊愈,但容易复发,因此需要长期随访。

4. 什么是外阴硬化性苔藓,能治愈吗

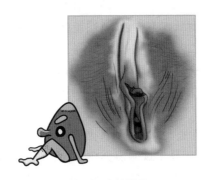

外阴硬化性苔藓

(1)外阴硬化性苔藓,俗称外阴白斑,是一种外阴皮肤和黏膜的慢性炎症性疾病,以外阴、肛周皮肤黏膜白色病变和萎缩为特征,主要表现为外阴肛周瘙痒。可发生于任何年龄,青春期前和绝经后是两个发病的高峰年龄,以绝经后更多见。目前病因不明,可能相关的因素有:①自身免疫:约21%的患者合并自身免疫性疾病;②慢性感染;③遗传:有报道患者有家族史,但尚未发现特异基因;④性激素缺失;⑤慢性刺激、环境因素、新陈代谢状态,及局部神经、血管改变等。病变可发生于任何年龄,更易发于40岁左右妇女,其次为青春期前女孩,多有家族史。

(2)外阴硬化性苔藓的病变有以下几个特征:①白色病变:这种白色为亮白或象牙白,与皮肤黏膜上皮的黑色素细胞减少有关;②真皮硬化:皮肤黏膜真皮浅层早期水肿,之后胶原纤维透明样变,胶原结构消失形成均质化带,用手接触皮肤比正常皮肤稍硬,缺乏弹性;③表皮萎缩:整个皮肤黏膜上皮层明显萎缩,上皮脚会变钝或消失,细胞层数少;④过度角化:上皮角质层增厚,未及时脱落,呈

过度角化现象；⑤慢性炎性细胞带：真皮层出现淋巴细胞，集聚呈带状排列。

（3）患者常表现为瘙痒、烧灼感、疼痛、不适等，病变初始可能并不瘙痒，多年后才出现瘙痒。早期病变皮肤红肿，出现粉红、象牙白色或有光泽的多角形小丘疹，丘疹融合成片后呈紫瘀状。随着病变的进展，大阴唇变薄，小阴唇变小甚至消失，并出现继发病变，例如皮肤变薄、皱缩似卷烟纸或羊皮纸，弹性差，出现皲裂、溃疡、糜烂、增生及感觉迟钝等。尤其是长期不愈的溃疡，应尽早行组织活检，送病理检查，以排除外阴癌。幼女病变过度角化不像成年人那样明显，瘙痒症状多不明显，可在排尿或排便后感外阴或肛周不适，多数在青春期后可自行消失。

（4）外阴硬化性苔藓病因不明，因此很难治愈，而且病变容易进展，呈顽固性，最后容易出现瘢痕形成、外阴解剖结构失常、阴道口挛缩狭窄、粘连、性交困难。因此，控制症状非常关键，控制症状就相当于控制病情进展，改善预后，因此，应及早就诊。另外，2%~5%的病例有恶变可能。尤其是长期不愈的溃疡，应尽早活检并送病理检查，以排除外阴癌。因此，除了及早就诊，尽快确定诊断外，持续随访非常重要。多数治疗有效但不能治愈，需反复治疗。

（5）外阴硬化性苔藓多以局部药物配合物理治疗为主，可先选择一般治疗和对症治疗，若不见好转可选择药物和物理治疗。一般治疗和物理治疗同慢性单纯性苔藓，局部药物治疗多数可有效改善症状，但需要长期用药。常用药物有：①抗感染治疗：首选糖皮质激素类，例如1%氢化可的松软膏、0.1%糠酸莫米松乳膏、0.1%曲安奈德软膏、0.05%丙酸氯倍他索软膏，根据病变情况、治疗反应及症状持续情况决定用药次数、时间及调整方案。②免疫治疗：免疫抑制剂可通过刺激皮肤局部的免疫因子产生，而发挥作用，如他克莫司软膏、吡美莫司软膏等。治疗期间密切观察其副作用。③绝经后患者，如果没有局部使用雌激素类药物的禁忌证，可辅助使用，以改善皮肤萎缩、皲裂等。对病情严重或阴道口狭窄、粘连者，怀疑恶变，可进行手术治疗，但手术切除复发率高。

5. 与人乳头瘤病毒相关的外阴鳞状上皮内病变有哪些特点

与人乳头瘤病毒（HPV）相关的外阴鳞状上皮内病变（VSIL）是指发生于女性外生殖器皮肤和黏膜的鳞状上皮细胞的异常增生性病变，分为低级别鳞状上皮内病变（VLSIL）、高级别鳞状上皮内病变（VHSIL）。近30多年来，VSIL 的发病率呈明显升高趋势，特别是40~50 岁女性，并且发病呈明显的年轻化趋势。HPV 感染的另一个特点就是多部位发病，例如宫颈、阴道、肛周及外阴同时存在病变，或一个部位存在多个病灶，称为多中心病变或多灶性病变。病理诊断是最后确诊的手段或金标准。目前缺乏有效的外阴癌筛查方法，由于 HPV 疫苗对 HPV 相关的外阴鳞状上皮内病变均有预防效果，因此推荐适合接种年龄的女性接种 HPV 疫苗。

（1）低级别病变（VLSIL）：包括扁平湿疣、HPV 感染，与 HPV6、11 等低危型感染等有关（又称为外阴假性湿疣）。多发生于 50 岁以下的中青年女性，特别是免疫功能低下女性。可发生于外生殖器的任何部位，多见于外阴舟状窝、大小阴唇、肛周、阴道前庭、尿道口等性生活易损伤部位。常无临床症状，部分可有外阴瘙痒及不适、烧灼痛或性交后疼痛等。搔抓后可出现疼痛、糜烂、溃疡及出血。如发现稍高出皮肤黏膜的、形态各异的扁平丘疹、斑点、斑片或斑块样改变等异常，应及时就诊。大多数低级别病变可以自然消失，不需要治疗，定期随访即可。

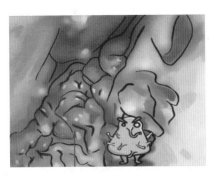

外阴假性湿疣

(2)高级别病变(VHSIL):包括外阴上皮内瘤变(VIN)2/3级,或普通型外阴上皮内瘤变,多与HPV16等高危型感染有关。由于高级别病变进展为外阴癌的风险较高,属于外阴癌的癌前病变,应给予有效的治疗,阻断其进展,以预防外阴癌的发生。60%的高级别上皮内病变患者可出现症状,以瘙痒为主,其次为外阴不适、灼烧感、疼痛等,但缺乏特异性;40%的高级别上皮内病变患者无症状,易漏诊。外阴高级别上皮内瘤样病变的临床表现多样,可发生于外生殖器的任何部位及肛周,病变大小不等,形状各异,颜色不同。以多灶、扁平或疣状、色素性斑块、不对称病灶多见。由于外阴鳞状上皮内病变(VSIL)常表现为肉眼可识别的病变,因此,可以直接进行多点活检,但对于小的、不易识别的病变应行阴道镜检查,根据醋白试验结果,指导多点活检的部位,以使活检更准确。外阴醋白试验,对外阴高级别鳞状上皮内病变诊断的敏感性为97%,阴性预测值为98%。但应注意活检的深度要足够。由于外阴高级别鳞状上皮内病变进展风险较高,推荐治疗和规范管理,治疗前必须多点活检排除癌变,并选择个体化治疗方案。治疗目的是阻断其病程进展,预防癌变,缓解症状,尽量保留外阴的解剖结构和功能。目前推荐的有药物治疗,例如5%咪喹莫特乳膏;物理治疗,例如激光消融治疗、光动力治疗;对于可疑癌变、累及毛发区病变,多灶性、复发性外阴高级别鳞状上皮内瘤样病变患者,可采用手术治疗。由于各种方法均有严格的适应证、禁忌证以及治疗后的并发症,因此需要在医生的指导下进行。

(3)其他治疗:综合治疗可以联合物理治疗、药物、手术治疗,例如物理治疗前可以选用药物治疗,以减轻物理治疗的副损伤和瘢痕形成;对于物理治疗和手术后残留病灶,切缘阳性者,进行药物治疗,提高治疗效果。

(4)随访:由于各种方法治疗后复发率比较高,因此需长期随访,特别是有高危因素的患者,包括年龄大;病灶大于2cm;病变程度高;结节多灶;持续高危型人乳头瘤病毒HPV感染,特别是HPV16;色素性病变;切缘阳性;盆腔放疗史;免疫抑制状态等。但一般外阴上皮内病变进展相对缓慢,如果对治疗的反应好,无新病变发生,初次治疗后,可推荐 6 个月、12 个月随访,之后一年 1 次定期随访。随访方法包括详细的妇科检查、HPV 检测,必要时进行阴道镜检查及活检。

6. 外阴乳头瘤病是不是尖锐湿疣

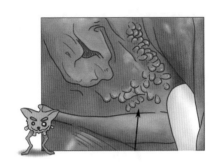

外阴乳头瘤病

外阴乳头瘤病是指发生于女性小阴唇内侧黏膜的一种良性乳头瘤,病因不明,可能与细菌或真菌感染导致的黏膜异常增生有关。当前庭出现大量乳头状突起,似绒毛状几乎覆盖整个小阴唇内侧黏膜时,又称为绒毛状小阴唇。

外阴乳头瘤病的特征是发生于青年女性的小阴唇内侧,呈淡红色或珍珠色的乳头状增生,如手指状的突起,每一个乳头是独立的,且均有根部,表面光滑,排列密集而互不融合,分布对称,一般 1~3mm。醋白试验多呈阴性,或有非特异性醋白反应。HPV DNA 检查一般为阴性。通常无自觉症状或偶有微痒。多数在无意中发现,因外观酷似早期的尖锐湿疣,经常被误诊为与 HPV 感染有关的湿疣,引起不必要的担心。

外阴乳头瘤病一般无临床后果,通常不需要活检或治疗,应避免过度活检或治疗,如伴有感染,可进行抗感染治疗,治疗后乳头缩小或消失。对高度恐惧、强烈要求治疗者,可采用冷冻、激光等分次进行治疗。

(李静然　李 叶)

第二章　阴道炎

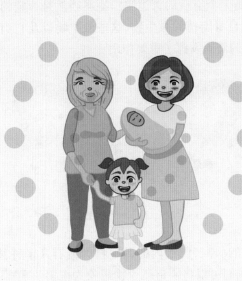

第一节　阴道微生态（内环境）

1. 正常阴道内环境是什么样

阴道是女性生殖系统非常重要的一部分,是每一位育龄女性生育宝宝的通道,因此维持健康平衡的阴道环境对于女性的生殖健康十分必要。阴道是一个肌性的管道,下方是阴道口及处女膜缘,上方连接子宫颈,正常情况下阴道前后壁是贴合在一起的。那么问题来了,阴道仅仅是一个空空的管道吗? 答案当然是否定的。正常的阴道内含有很多自身定植的微生物,这些微生物以及它们产生的化学物质都对阴道的健康发挥了重要作用。

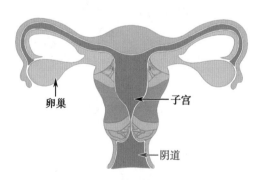

卵巢

子宫

阴道

根据目前的研究,阴道内的微生物大概有几十种甚至上百种,有许多门类,我们可以将阴道微生物想象为很多"门派"。正常健康的阴道环境应该是好的"门派"占据主导作用,维持阴道的秩序和平衡。

相信每一位女性都曾经多多少少受过妇科炎症的困扰。"为什么我会得妇科炎症？""我十分注意卫生，炎症为啥经常反复？""以前用这种药物很有效，现在怎么不起作用了？""为什么我的白带有时候像泡沫，有时候像鼻涕，有时候又像豆渣？"这或许是很多女性心存疑问但有时又难以启齿的问题，归根结底都是阴道的微生物在搞怪。

2. 如果把阴道比作"江湖"，"江湖"里都有哪些"门派"

如果将阴道比作"江湖"，"江湖"里的"门派"大致可以分为以下几类，比如：家族最庞大的"细菌门派"、折磨人的"真菌门派"、惹是生非的"滴虫门派"、独树一帜的"支原体 / 衣原体门派"以及令人生畏的"病毒门派"。细菌门派中鱼龙混杂，有我们最喜欢且对阴道环境最有帮助的健康卫士——乳杆菌，也有讨人厌的一些厌氧细菌。真菌门派的代表是白假丝酵母菌，通常容易造成外阴阴道假丝酵母菌病，就是俗称的"霉菌性阴道炎"。滴虫，全名阴道毛滴虫，是一种显微镜下才能看到的小虫子，属于原虫家族，通常会导致滴虫性阴道炎。支原体、衣原体及人乳头瘤病毒一般不引起阴道炎症，更容易侵犯宫颈引起宫颈炎症或宫颈病变。

3. 维持阴道"江湖"稳定的乳杆菌

"乳杆菌？是酸奶里面添加的细菌吗？""没错，是一家人！"酸奶里较常见的是保加利亚乳杆菌，而阴道内我们最喜欢的是卷曲乳杆菌。乳杆菌是保护阴道健康的卫士，长长的杆状，长相十分英俊帅气。正常情况下，乳杆菌应当占阴道微生物的 80%~90% 甚至以上，它可以产生一些酸性物质，维持阴道健康，有害的微生物遇到这些酸性物质会望而生畏。健康的阴道环境是酸性的，一般 pH 值介于 3.8~4.5 之间。当乳杆菌定植减少时，酸性环境很难维持，疾病就很容易找上门。一些非常洁癖的女性，喜欢把阴道洗得干干净净，这样乳杆菌也会失去藏身之地，健康卫士被赶走了，患各种各样阴道炎症的概率会大大增加。

第二节　滴虫阴道炎

1. 独树一帜的滴虫

"阴道毛滴虫！"听起来就让人起鸡皮疙瘩的小虫子，有可能存在于女性阴道内引起炎症。

阴道毛滴虫属于原虫的一种，是一头尖尖一头圆的椭圆梨形小虫子，内部有椭圆形的核，头尾可见数根鞭毛，最喜欢以自身为轴心原地打转活动。滴虫是妇科医生恨得牙痒痒的微生物，通过性接触可以到处传播，滴虫性阴道炎是名副其实的性传播疾病！正常女性阴道内是没有滴虫的，滴虫几乎都是通过性行为传播，随着性观念的开放，部分人会存在多个性伴侣，这就造成滴虫性阴道炎这类疾病的传播风险大大增加。

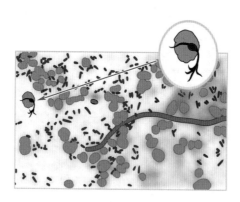

阴道毛滴虫油镜图

2. 滴虫性阴道炎有哪些症状

滴虫感染的典型症状是阴道分泌物明显增多，甚至会呈现黄绿色泡沫样分泌物,伴随外阴瘙痒,阴道黏膜充血,宫颈充血,有时候会见到典型的"草莓样宫颈"。这时候取少许阴道分泌物,用生理盐水湿片后,在显微镜下观察可以见到原地打转的活动的滴虫! 也可以依靠阴道分泌物微生态检测镜下观察虫体来确诊。

3. 滴虫性阴道炎如何治疗

滴虫性阴道炎的治疗并不困难,往往生活方式调整的重要性远大于用药! 在用药方面,必须强调夫妻双方同治,而且不仅仅是夫妻双方,要求"所有的性伴侣,以及性伴侣的所有性伴侣"共同治疗。一旦没有同时治疗,再次传播的危险就大大增加。生活方面,建议对所有的贴身衣物、马桶、洗衣机进行消毒。有条件者应该将自己、性伴侣以及孩子的衣物分开清洗消毒,避免交叉传播。生活方式的调整同样属于治疗的一部分,需要正确对待。

第三节　外阴阴道假丝酵母菌病

1. 反反复复捉迷藏的真菌感染

霉菌性阴道炎,其实这种说法从本质上讲是错误的。霉菌并不是某一种真菌,而是所有丝状真菌的俗称,意为"发霉的真菌",因此这个名字无论放在哪个专业中,其实都不太严谨。

我们所讲的"霉菌性阴道炎",广义来说应该叫"真菌性阴道炎",狭义来讲应该叫"外阴阴道假丝酵母菌病"或"外阴阴道念珠菌病"。其最常见的致病菌是白色念珠菌,也就是白假丝酵母菌,少部分由其他类型引起,比如光滑假丝酵母菌、克柔假丝酵母菌、热带假丝酵母菌及近平滑假丝酵母菌等。典型的霉菌性阴道炎一般表现为阴道分泌物豆腐渣样,伴随外阴及阴道黏膜红肿及灼痛,严重时甚至有局部破溃。诊断主要依靠临床症状辅助阴道微生态检测。

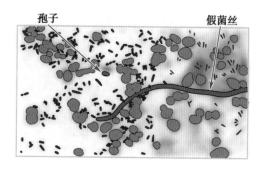

白假丝酵母菌假菌丝及孢子油镜图

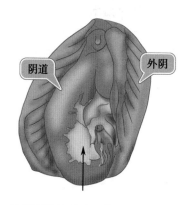

外阴阴道假丝酵母菌病阴道分泌物

2. 为何真菌十分狡猾,且容易反复发作

(1)假丝酵母菌平时可能以三种形态存在,即孢子、芽孢和假菌丝,假菌丝代表旺盛的繁殖状态,最容易诱发明显的外阴瘙痒及红肿,药物治疗虽然纠正了临床症状但并不能完全杀死假丝酵母菌。它会以孢子形式休眠,当阴道环境遭到打扰,局部或全身抵抗力下降时,再次趁机繁殖并出现症状,表现为疾病复发。

(2)部分正常女性阴道内有少许假丝酵母菌定植,免疫力正常时并不出现症状,在免疫力下降时机会性致病。比如性生活、游泳、温泉、生活压力大、情绪焦虑或熬夜等因素可能诱发。

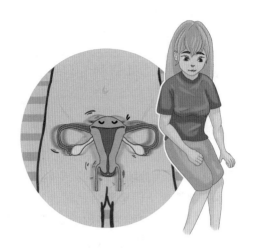

反复发作的阴道症状

（3）假丝酵母菌生命力十分顽强，生存需要的营养条件不高，属于"给点阳光就灿烂"的类型，最喜欢糖分较高的培养基。我们的阴道黏膜上皮因为富含糖原，是非常好的天然培养基。尤其年轻的雌激素水平比较高且稳定的女性，雌激素可以促进阴道上皮细胞的增殖，为假丝酵母菌提供大量的营养物质。

3. 提倡个体化治疗的重要性

当发生霉菌性阴道炎时，个体化治疗最重要。首先，请务必和医生一起寻找自身发病的诱因并尽量去除诱因；其次，选取"恰当"的抗真菌药物进行规范、足疗程的治疗；最后，一定要注意停药后1周左右返院复查，明确是否需要巩固治疗。

市面上的抗真菌药物琳琅满目，随便一个柜台都可以买到，但我们并不推荐女性患者自己到药店买药，因为不恰当的用药不仅不能治疗疾病，反而会加速真菌的耐药性产生，长此以往将面临无药可用的境地！因此，到正规医院就诊，选择针对性强的药物，规范、足疗程治疗，才能避免"反复发作的持久战"。

第四节 细菌性阴道炎

1. 腥臭的厌氧菌

阴道口是通向外界的,因此阴道内的微生物多多少少能够获取一定的氧气。但是正常情况下阴道前后壁贴合,阴道内微生物所获取的氧气不会太足,所以阴道内绝大多数的微生物都是可以在少量氧气或者没有氧气的环境下存活的,称为"兼性厌氧"。健康卫士乳杆菌就属于兼性厌氧菌。

然而,和乳杆菌同属于细菌门派的其他细菌,就没有乳杆菌这么善良了,我们统一称它们为"厌氧菌",榜上有名的包括加德纳菌、普雷沃菌、拟杆菌等,它们呈现出比乳杆菌更加短小的杆状,平时可能会少许定植在阴道内,乖乖听乳杆菌的话,不出来兴风作浪。但是当乳杆菌因为很多原因生病虚弱时,阴道酸性环境难以维持,厌氧菌伺机大量繁殖,占领乳杆菌的领地,引发细菌性阴道病。

当一位女性患细菌性阴道病时,会出现阴道分泌物增多发黄,伴随腥臭味,但是外阴瘙痒症状或许不那么明显。由于瘙痒症状不一定明显,有一些粗心的女性不太容易觉察到身体的异样,不能及时到医院就诊。细菌性阴道病虽小,但这些有害的细菌却有可能通过阴道及宫颈管向上感染宫腔、输卵管甚至盆腔,对于育龄女性远期的生育健康危害极大,可能引起宫外孕、胎膜早破和早产等不良妊娠结局。

因此,女性朋友应当多多关注自己的阴道分泌物变化,如果出现色黄异味,即使没有外阴瘙痒,也推荐到医院就诊。诊断细菌性阴道病之后,医生一般会推荐口服或者阴道局部使用药物,大都是针对厌氧菌的甲硝唑、替硝唑或克林霉素等,正规的疗程是 7 天,治疗完毕后 1 周左右注意返院复查。

2. 什么是需氧菌性阴道炎

阴道属于"相对厌氧"的环境,阴道内正常情况下定植的细菌大都是厌氧或兼性厌氧菌。然而,当需氧的细菌在阴道内大量繁殖后,阴道平衡被破坏,可能导致"需氧菌性阴道炎"。

需氧菌性阴道炎是在 2002 年被 Donders 学者首次提出的概念,至此,需氧菌性阴道炎也正式和细菌性阴道病区分开来。虽然都是阴道乳杆菌减少,其他有害细菌感染,但细菌性阴道病主要是厌氧的短杆菌感染为主,如加德纳菌、普氏菌属等;而需氧菌性阴道炎则是需氧的杆菌或球菌感染为主,比如大肠埃希菌、B 族链球菌、葡萄球菌及粪肠球菌等。

需氧菌性阴道炎一般表现为阴道壁红肿发炎,白带增多色黄,有臭味,多数合并有外阴瘙痒甚至灼痛等黏膜刺激症状,也有可能表现为性交不适。相比之下,细菌性阴道病患者一般无阴道黏膜刺激症状,仅表现为分泌物发黄及鱼腥臭味。值得注意的是,需氧菌性阴道炎患者往往存在其他病原菌的混合感染,使得临床表现复杂多样,且极易漏诊,治疗不确切。

需氧菌性阴道炎的诊断主要依靠临床症状,并结合湿片下评分(包括乳杆菌分级、白细胞数、中性白细胞比例、旁基底细胞及背景菌落),这对阴道微生态检测技术人员要求相对较高,因此目前检测准确性不一,检测水平参差不齐,临床管理较为混乱。

需氧菌性阴道炎的治疗需要使用针对需氧菌的抗生素,克林霉素阴道乳膏、莫西沙星以及二/三代头孢菌素都可以作为治疗选择,此外可以考虑联合局部的糖皮质激素改善症状,同时乳杆菌制剂帮助恢复阴道微生态平衡。如果需氧菌性阴道炎合并其他类型病原菌混合感染,治疗起来更为复杂,可能需要联合用药,或者适当延长治疗疗程。

第五节　萎缩性阴道炎

1. 什么是萎缩性阴道炎

萎缩性阴道炎为雌激素水平降低、局部抵抗力下降引起的，以需氧菌感染为主的阴道炎症。常见于自然绝经或人工绝经后的妇女，也可见于产后闭经、接受药物假绝经治疗者。

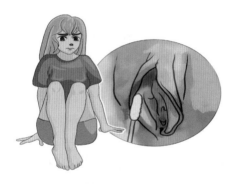

萎缩性阴道炎

2. 为何会得萎缩性阴道炎

绝经妇女因卵巢功能衰退或缺失，雌激素水平降低，阴道壁萎缩，黏膜变薄，阴道内 pH 升高（多为 5.0~7.0），嗜酸的乳杆菌不再为优势菌，局部抵抗力降低，以需氧菌为主的其他致病菌过度繁殖，从而引起炎症。

3. 萎缩性阴道炎会有哪些不适

常见的不适症状包括外阴灼热不适、瘙痒，阴道分泌物稀薄，呈淡黄色；感染严重者阴道分泌物呈脓血性，可伴有性交痛。妇科检查时见阴道皱襞消失、萎缩、菲薄。阴道黏膜充血，散在出血点、出血斑，甚至浅表溃疡。

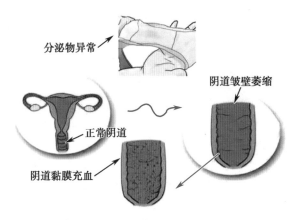

分泌物异常

阴道皱壁萎缩

正常阴道

阴道黏膜充血

萎缩性阴道炎的症状

4. 如何诊断萎缩性阴道炎

根据绝经、卵巢手术史、盆腔放射治疗史及临床表现，排除其他疾病，可以诊断。阴道分泌物镜检：见大量白细胞而未见滴虫、假丝酵母菌等致病菌。对有血性阴道分泌物者，还需排除生殖道恶性肿瘤。出现阴道壁肉芽组织及溃疡者，应进行局部组织活检，与阴道癌鉴别。

5. 如何治疗萎缩性阴道炎

治疗原则为补充雌激素，增加阴道抵抗力；使用抗生素抑制细菌生长。

（1）补充雌激素：补充雌激素主要是针对病因的治疗，以增加阴道抵抗力。雌激素制剂可局部给药，也可全身给药。局部涂抹雌三醇软膏，每日 1~2 次，连用 14 日。口服替勃龙 2.5mg，每日 1 次，也可选用其他雌孕激素制剂连续联合用药。

（2）抑制细菌生长：阴道局部应用抗生素，如诺氟沙星制剂 100mg，放于阴道深部，每日 1 次，7~10 日为 1 个疗程。对阴道局部干涩明显者，可应用润滑剂。

总之,萎缩性阴道炎为雌激素水平降低、局部抵抗力下降引起的,以需氧菌感染为主的阴道炎症。临床表现为阴道分泌物增多、外阴瘙痒等。治疗原则为补充雌激素,增强阴道抵抗力,抑制细菌生长。

第六节　婴幼儿外阴阴道炎

1. 什么是婴幼儿外阴阴道炎

婴幼儿外阴阴道炎,是因婴幼儿外阴皮肤黏膜薄、雌激素水平低及阴道内异物等所致的外阴阴道继发感染。常见于 5 岁以下婴幼儿,多与外阴炎并存。

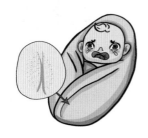

婴幼儿外阴阴道炎

2. 为何婴幼儿会发生外阴阴道炎

这和婴幼儿的解剖、生理特点相关:①婴幼儿外阴尚未完全发育好,不能遮盖尿道口及阴道前庭,细菌容易侵入;②婴幼儿阴道环境与成人不同,新生儿出生后 2~3 周,母体来源的雌激素水平下降,自身雌激素水平低,阴道上皮薄,糖原少,pH 升至 6.0~8.0,乳杆菌没有成为优势菌,阴道抵抗力差,易受其他细菌感染;③婴幼儿卫生习惯不良,外阴不洁、尿液及粪便污染、外阴损伤或滴虫感染,均可引起炎症;④阴道内误放异物,造成继发感染。常见病原体有大肠埃希菌及葡萄球菌、链球菌等,淋病奈瑟菌、阴道毛滴虫、白假丝酵母菌也为常见病原体。病原体常通过患病成人的手、衣物、毛巾、浴盆等间接传播。

3. 婴幼儿外阴阴道炎有哪些症状

主要症状为阴道分泌物增多,呈脓性。临床上多由监护人发现婴幼儿内裤有脓性分泌物而就诊。大量分泌物刺激引起外阴痛痒,患儿哭闹、烦躁不安或用手搔抓外阴。部分患儿伴有下泌尿道感染，出现尿急、尿频、尿痛。检查可见外阴、阴蒂、尿道口、阴道口黏膜充血、水肿，有时可见脓性分泌物自阴道口流出。病情严重者，外阴表面可见溃疡，小阴唇可发生粘连。粘连的小阴唇有时遮盖阴道口及尿道口，粘连的上、下方可各有一裂隙，尿自裂隙排出。

4. 如何明确婴幼儿外阴阴道炎诊断

婴幼儿语言表达能力差，采集病史常需详细询问其监护人。结合症状及查体所见，通常可作出初步诊断。可用细棉拭子或吸管取阴道分泌物进行病原学检查，以明确病原体；必要时进行细菌及真菌培养；还应做肛诊排除阴道异物及肿瘤。对有小阴唇粘连者，应注意与外生殖器畸形鉴别。

5. 如何治疗婴幼儿外阴阴道炎

(1)保持外阴清洁、干燥，减少摩擦。

(2)针对病原体选择相应口服抗生素治疗，或将抗生素溶液滴入阴道。

(3)对症处理：若阴道内有异物，应及时取出；小阴唇粘连者，外涂雌激素软膏后，多可松解，严重者应分离粘连，并涂抗生素软膏。

婴幼儿外阴阴道炎是因婴幼儿外阴皮肤黏膜薄、雌激素水平低及阴道内异物等所致的继发感染，临床表现主要为阴道脓性分泌物及外阴瘙痒，严重者可发生小阴唇粘连。保持外阴清洁、对症处理、针对病原体选择抗生素为主要治疗措施。

第七节　混合性阴道炎及其防治

1. 什么是混合性阴道炎

了解了上面的阴道炎后，大家是不是对妇科炎症有了更感性的认识？我们想告诉大家的是，阴道是个小江湖，乳杆菌地位受到威胁时，江湖就会出现腥风血雨，阴道内表现为菌群紊乱。

很多时候，阴道炎症并不表现为单一病原菌感染，会出现多种病原菌混合感染的情况。"霉菌""需氧菌""厌氧菌"及"滴虫"中的任何两种或多种都有可能一起感染阴道。混合感染的类繁杂，症状复杂且不典型，单靠临床经验很难作出准确的判断，针对某一种阴道炎的单药往往很难彻底治疗混合性阴道炎，使用不当甚至可能使原有症状加重。除此之外，混合感染治疗疗程或许需要适当延长。

准确诊断混合感染对于正确用药十分关键，阴道微生态检测对诊断混合感染十分有优势。阴道微生态检测是将阴道侧壁上 1/3 分泌物涂抹在玻片上，革兰氏染色后显微镜观察，可以直观地分析阴道分泌物的菌群构成，准确诊断混合感染。

混合感染的治疗上需要注意，当细菌和真菌、细菌和滴虫一起感染时，可以考虑优先治疗真菌及滴虫，再治疗细菌，或者直接药物联用。停药后 7 天左右建议及时返院复查，决定是否需要延长疗程。

最后需要提醒一点，混合感染患者往往合并严重的阴道微生态失调，阴道内乳杆菌大量减少，因此根据感染者阴道微生态情况可个体化使用阴道乳杆菌制剂帮助恢复阴道微生态平衡。

2. 阴道内环境"绝对无菌"可取吗

总有一些朋友问"既然阴道内细菌太杂就会出现炎症，勤清洗，把阴道里面洗得干干净净，总不会有问题了吧？"加上电视媒体经常广告宣传"洗洗更健康"，太多的女性朋友被误导走上了清洗阴道的不归路。

前面已经提到，健康阴道环境并不是无菌，而是乳杆菌主导的菌群多样性较低的状态。我们需要大量乳杆菌帮助维持阴道酸性环境，乳杆菌充当了阴道"健康卫士"！对于过于洁癖的女性，如果反复进行阴道冲洗，不仅会把杂菌冲走，更会把乳杆菌赶走，阴道失去了卫兵，疾病自然找上门！

这也就解释了为什么绝经后老年女性容易患阴道炎症。绝经后雌激素水平低,阴道黏膜萎缩变薄糖原减少,阴道内乳杆菌失去了营养物质,大量减少,阴道同样失去了卫兵,容易患老年性阴道炎。所以适当的雌激素制剂和阴道乳杆菌制剂可以帮助缓解症状。

3. 正确护理私处,预防阴道炎症

女性私处护理的主要原则:保持会阴部位清洁、干燥、透气。

(1)清洁:清洁并不代表洁癖!通常推荐流动温水冲洗外阴,不建议进行阴道内清洗,每天1~2次即可。特殊情况下,如果需要使用外阴洗剂,推荐弱酸性的产品,最好由妇科医生根据患者个人情况开具,切忌使用肥皂水及小苏打水等碱性洗剂。

(2)保持会阴干燥、透气:月经期一定选择适合自己的卫生巾品牌并及时更换,非经期尽量不用卫生护垫。此外,推荐选择全棉内裤,尽量避免穿着深色内裤、化纤内裤、丁字裤及太紧的内裤。同时,一定要注意内裤清洁,每日更换,手洗后通风晾晒,切忌挂在潮湿不通风的浴室。内裤最好单独放置,专门收纳,以免沾上灰尘和细菌,影响健康。使用频率较高的内裤,最好半年一换,若内裤已经出现泛黄变硬等情况,应及时更换。总之,正确的私处护理对于预防阴道炎症十分重要,如果您有不恰当的地方应及时改正。

(李静然　李　叶)

第三章　子宫颈炎症

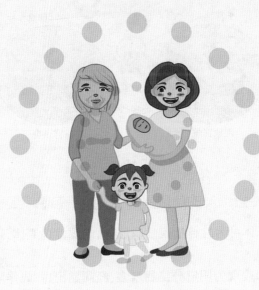

第一节　急性宫颈炎

宫颈炎症是妇科的常见疾病,包括宫颈阴道部炎症及宫颈管黏膜炎症。宫颈炎症多指急性宫颈管黏膜炎症,是由病原体感染所致,如果未及时治疗或病原体持续存在,可发展为慢性宫颈炎症。

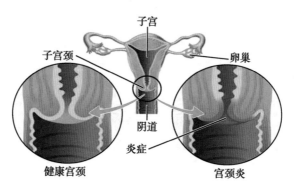

正常宫颈及宫颈炎

1. 急性宫颈炎的病因是什么,临床表现有哪些

(1)病原体可为性传播疾病病原体、内源性病原体,还有部分病原体不清。

(2)临床表现为阴道分泌物增多、经间期出血,或伴泌尿系统感染等。

(3)子宫颈分泌物呈黏液脓性,棉拭子擦拭子宫颈管易诱发出血,分泌物镜检时可见白细胞增多。

2. 怎样治疗急性宫颈炎

(1)经验性抗生素治疗：主要针对有以下性传播疾病高危因素的患者,如年龄小于 25 岁,多性伴或新性伴且为无保护性性交,性伴侣患性传播疾病,在未获得病原体检测结果前,可采用经验性抗生素治疗。可应用阿奇霉素、多西环素等治疗。

(2)单纯急性淋病奈瑟菌性子宫颈炎：主张大剂量、单次给药,常用药物有头孢菌素及头霉素类,也可选择氨基糖苷类抗生素。

(3)沙眼衣原体感染所致子宫颈炎：治疗药物主要有：①四环素类；②大环内酯类；③氟喹诺酮类。

(4)合并细菌性阴道病：同时治疗细菌性阴道病,否则将导致子宫颈炎持续存在。

3. 性伴侣也需要治疗吗

若宫颈炎患者的病原体为淋病奈瑟菌或沙眼衣原体,其性伴侣也应进行相应的检查及治疗,可以建议他们去泌尿外科进行诊治。

第二节　慢性宫颈炎

1. 慢性宫颈炎的有哪些临床表现

慢性宫颈炎症多无症状,少数患者可有持续或反复发作的阴道分泌物增多,呈淡黄色或脓性,性生活后出血,月经间期出血,偶有分泌物刺激引起外阴瘙痒或不适。检查时可发现黄色分泌物覆盖子宫颈口或从子宫颈口流出,或在糜烂样改变的基础上同时伴有子宫颈充血、水肿、脓性分泌物增多或接触性出血,也可表现为子宫颈息肉或子宫颈肥大。

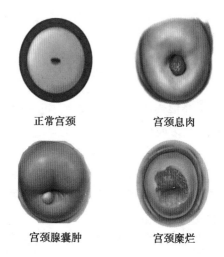

正常宫颈　　　　　宫颈息肉

宫颈腺囊肿　　　　宫颈糜烂

2. 宫颈糜烂和宫颈腺囊肿是病吗

传统的宫颈糜烂实为子宫颈管内的柱状上皮生理性外移至子宫颈阴道部,外观呈细颗粒状的色泽鲜红的柱状上皮区域,妇产科教科书已废弃"宫颈糜烂"这一术语,而改称宫颈柱状上皮异位。宫颈腺囊肿则为在子宫颈转化区内鳞状上皮取代柱状上皮过程中,新生的鳞状上皮覆盖子宫颈腺管口或伸入腺管,将腺管口阻塞,导致腺体分泌物引流受阻,潴留形成囊肿。子宫颈局部损伤或子宫颈慢性炎症使腺管口狭窄,也可导致子宫颈腺囊肿形成,宫颈腺囊肿也称纳氏囊肿。以上两种表现绝大多数情况下是子宫颈的生理性变化,而非病理改变,不需要治疗。

3. 慢性宫颈炎的治疗及治疗注意事项有哪些

(1)对持续性子宫颈管黏膜炎症,需了解:有无沙眼衣原体及淋病奈瑟菌的感染、性伴侣是否已进行治疗、是否存在阴道微生物群失调,针对病因给予治疗。病原体不清者,尚无有效治疗方法。对子宫颈呈糜烂样改变、有接触性出血且反复药物治疗无效者,可试用物理治疗。物理治疗注意事项:①治疗前,应常规行子宫颈癌筛查;

②急性生殖道炎症是物理治疗的禁忌症；③治疗时间应选在月经干净后 3~7 日内进行；④物理治疗后有阴道分泌物增多，甚至有大量水样排液，术后 1~2 周脱痂时可有少许出血；⑤在创面尚未愈合期间（4~8 周）禁盆浴、性交和阴道冲洗；⑥物理治疗可能引起术后出血、感染、子宫颈狭窄、不孕等，治疗后应定期复查。

（2）子宫颈息肉行息肉摘除术，术后将切除息肉送组织学检查。

（3）子宫颈肥大一般无须治疗。

（张志军　李　叶）

第四章　宫颈癌前病变

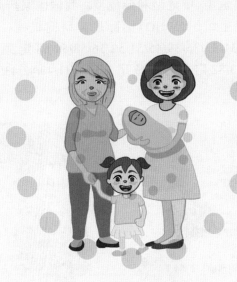

第一节　人乳头瘤病毒感染

人乳头瘤病毒（HPV）是一种 DNA 病毒，感染人类的皮肤或黏膜，HPV 感染可以导致多种疾病。目前已知 HPV 共有 200 多个型别，40 余种与生殖道感染有关，其中 13~15 种与宫颈上皮内瘤样病变和子宫颈癌发病密切相关。已在接近 90% 的宫颈上皮内瘤样病变，和 99% 的子宫颈癌发现有高危型 HPV 感染，其中约 70% 与 HPV16 型和 HPV18 型相关。根据有、无致癌性，将 HPV 分为高危型、中危型和低危型。我国国家药品监督管理局根据世界卫生组织（WHO）国际癌症研究机构（IARC）的建议：HPV16/18/31/33/35/39/45/51/52/56/58/59/68 定义为高危型，HPV26/53/66/73/82 定义为中危型，HPV6/11/40/42/43/54/61/81 定义为低危型。

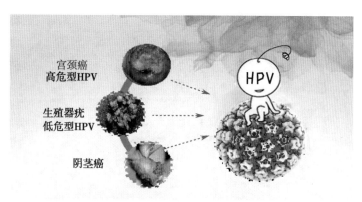

人乳头状瘤病毒（简称HPV）：HPV病毒是一种DNA病毒，感染人类的皮肤或黏膜，HPV感染可以导致多种疾病

高危型 HPV 产生病毒癌蛋白,其中 E6 和 E7 分别作用于宿主细胞的抑癌基因 *P53* 和 *Rb* 使之失活或降解,继而通过一系列分子事件导致癌变。接种 HPV 预防性疫苗可以实现宫颈癌的一级预防。

第二节　宫颈癌前病变

宫颈癌前病变是子宫颈鳞状上皮内瘤样病变(SIL)的一种类型,可分为轻度、中度、重度宫颈鳞状上皮内病变(CIN Ⅰ、CIN Ⅱ、CIN Ⅲ)。目前,宫颈鳞状上皮内病变分为低级别和高级别病变(LSIL、HSIL)。高级别病变(CIN Ⅱ,CIN Ⅲ)为癌前病变。宫颈鳞状上皮内瘤样病变,是一组由高危型人乳头瘤病毒(HPV)持续感染引起的疾病,具有癌变的潜能。通过筛查发现宫颈鳞状上皮内病变,及时治疗高级别病变,是预防子宫颈浸润癌行之有效的措施。

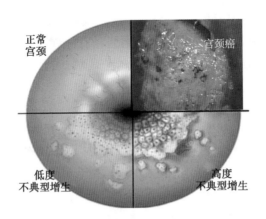

正常宫颈及宫颈病变

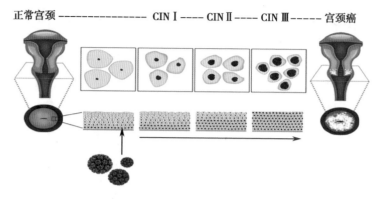

持续性 HPV 感染及宫颈病变

1. 宫颈癌前病变的病因有哪些

宫颈鳞状上皮内瘤样病变和子宫颈癌与人乳头瘤病毒感染、多个性伴侣、吸烟、性生活过早（<16 岁）、分娩时间早、多产、性传播疾病，与有阴茎癌、前列腺癌或其性伴侣曾患子宫颈癌的高危男子性接触的妇女，经济状况低下、吸烟、口服避孕药和免疫抑制等因素相关。

2. 宫颈癌前病变会有哪些症状

宫颈癌前病变可有阴道排液增多，分泌物伴或不伴臭味，也可在性生活或妇科检查后发生接触性出血。妇科检查子宫颈：可光滑，或可呈现局部白色、红色或深棕色的斑点、斑块，或子宫颈糜烂样表现。

3. 怎样治疗宫颈癌前病变

因宫颈癌前病变（CIN Ⅰ、CINI Ⅱ、CIN Ⅲ）可发展为浸润癌，需要治疗。阴道镜检查排除宫颈癌变后，可用子宫颈锥切术或消融治疗。如阴道镜检查不充分，宜采用子宫颈锥切术，包括：子宫颈环形电切除术（LEEP）和冷刀锥切术。经子宫颈锥切确诊、年龄较大、无生育要求、合并其他妇科良性疾病手术指征的高级别病变（CIN Ⅲ）者，也可行全子宫切除术。

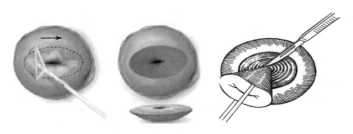

子宫颈环形电切除术（LEEP）和冷刀锥切术

4. 如何有效预防宫颈癌前病变

由于宫颈癌前病变病因明确，目前已有特异而有效的预防方法。适龄女性可以接种 HPV 疫苗，定期进行宫颈癌筛查，避免过早性生活，固定性伴侣。选择健康的生活方式，作息规律，加强身体锻炼，提高自身免疫力。

5. 宫颈癌前病变筛查方法有哪些

（1）宫颈细胞学检查，包括宫颈刮片、液基细胞学检查（TCT）。

（2）高危型 HPV 检测。

（3）HPV 及细胞学联合检测，联合筛查的起始年龄为 30 岁，终止年龄为 65 岁。

6. 何时可以停止宫颈癌前病变筛查

对于 65 岁及以上女性，如过去 20 年没有宫颈上皮内瘤变及HPV 感染史，同时已充分接受筛查且结果阴性，则可以停止筛查。

7. 我需要做子宫颈癌筛查吗

（1）21 岁以下女性：无须筛查。

（2）21~29 岁女性：每 3 年行一次细胞学筛查。

（3）30~65 岁女性：每 5 年行细胞学检查和 HPV DNA 联合检测（推荐）或每 3 年进行一次细胞学检查（可选）。

（4）65 岁以上女性：既往多次筛查阴性，则无须筛查。

（5）全子宫切除术后女性（如无 HPV 感染史）：无须筛查。

（6）接种 HPV 疫苗的女性：依照各年龄段的建议（与未接种疫苗女性相同）。

（7）任何年龄段都没有必要每年进行筛查。

（8）如果您一生中只能筛查一次，最佳年龄是 35~45 岁。

第三节　人乳头瘤病毒疫苗

人乳头瘤病毒（HPV）疫苗接种，是预防 HPV 感染和相关疾病的有效方法，是防控 HPV 感染相关疾病的一级预防措施。

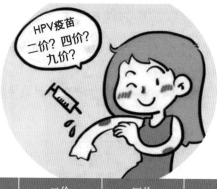

疫苗类型	二价	四价	九价
能预防的HPV亚型感染	16、18	6、11、16、18	6、11、16、18、31、33、45、52、58
适用人群	9~26岁女性	20~45岁女性	9~45岁女性
接种周期	第0、1、6个月	第0、2、6个月	第0、2、6个月

1. HPV 疫苗如何发挥抗病毒作用

HPV 疫苗免疫机制：诱导机体体液免疫反应，产生的中和抗体在 HPV 进入机体时即可与病毒抗原结合，从而防止 HPV 感染。通过预防初次 HPV 感染和减少持续性 HPV 感染来阻断子宫颈癌前病变的发生和发展。疫苗产生的抗体可透过血管壁，在局部上皮组织形成较高浓度。当 HPV 通过黏膜上皮的细微伤口接触基底层细胞时，位于上皮组织中的抗体即可与病毒结合，发挥中和作用。

2. 哪些人更适合接种 HPV 疫苗

HPV 疫苗接种是预防 HPV 感染和相关疾病的有效方法。低龄人群接种 HPV 疫苗的效果优于高龄人群，性暴露前接种免疫效果最佳，如青少年、年轻成年人、未曾感染 HPV 者。HPV 疫苗不仅适用于一般人群，同样推荐用于高危、特殊人群（如：HIV 感染者；自身免疫性疾病：系统性红斑狼疮、风湿性关节炎、结缔组织病、干燥综合征、桥本甲状腺炎等；1 型和 2 型糖尿病；肾衰竭血液透析者；器官/骨髓移植后长期服用免疫抑制剂者等）。对具有遗传易感、高危生活方式和 HIV 感染的适龄女性应优先推荐接种 HPV 疫苗。无论是否感染 HPV、细胞学是否异常，适龄女性均可接种 HPV 疫苗。

3. 哪些人群需要慎重选择接种 HPV 疫苗

近期有妊娠计划和妊娠期、哺乳期女性不宜接种 HPV 疫苗。严重过敏反应人群，严重急性疾病如高热、急性感染者，免疫抑制人群，建议根据个体情况，慎重选择。

4. 接种疫苗后，还需要定期筛查宫颈病变吗

接种 HPV 疫苗后，仍应进行子宫颈癌筛查。

5. 目前我国上市应用 HPV 疫苗有哪些？如何选择

我国上市应用的 HPV 疫苗特点及接种程序见表 4-1。

表 4-1 我国国家药品监督管理局批准上市的
HPV 疫苗特点和接种程序

项目	国产双价 HPV 疫苗 （大肠埃希菌）	进口双价 HPV 吸附 疫苗	进口四价 HPV 疫苗	进口九价 HPV 疫苗
全球上市时间	—	2007 年	2006 年	2014 年
中国上市时间	2019 年	2016 年	2017 年	2018 年 #
预防 HPV 型别	16/18	16/18	6/11/16/18	6/11/16/18/31/ 33/45/52/58
中国女性适宜 接种年龄	9~45 岁	9~45 岁	9~45 岁	9~45 岁
预防 HPV 感 染相关疾病 （中国批准）	子宫颈癌、 CIN Ⅰ级、 CIN Ⅱ/Ⅲ级、 AIS,HPV 16/18 持续性感染	子宫颈癌、 CIN Ⅰ级、 CIN Ⅱ/Ⅲ级、 AIS	子宫颈癌、 CIN Ⅰ级、 CIN Ⅱ/Ⅲ级、 AIS	子宫颈癌、 CIN Ⅰ级、 CIN Ⅱ/Ⅲ级、 AIS,9 种 HPV 相关亚型感染
表达系统	大肠埃希菌	杆状病毒	酿酒酵母	酿酒酵母
免疫量	共接种 3 剂, 每剂 0.5ml	共接种 3 剂, 每剂 0.5ml	共接种 3 剂, 每剂 0.5ml	共接种 3 剂, 每剂 0.5ml
接种方法和 部位	肌内注射,首 选上臂三角肌	肌内注射,首 选上臂三角肌	肌内注射,首 选上臂三角肌	肌内注射,首 选上臂三角肌
免疫程序(接 种方案)*	第 0、第 1、第 6 个 月 ,9~14 岁接种 2 剂	第 0、第 1、第 6 个月	第 0、第 2、第 6 个月	第 0、第 2、第 6 个月

注:CIN 为子宫颈上皮内瘤变,AIS 为原位腺癌。

*1 年内接种 3 剂为完成免疫接种

#2018 年 10 月美国食品药品监督管理局批准九价 HPV 疫苗可用于 9~45 岁女性;
2020 年 11 月国家药品监督管理局批准四价 HPV 疫苗应用于 9~19 岁女性。

6. 目前国内外应用的 HPV 疫苗有哪些副反应

（1）局部副反应：常见的接种部位副反应依次为局部疼痛、肿胀和红斑、瘙痒和硬结。多发生于接种后 15 天内,多为轻、中度,大多可自然缓解,一般无需特殊处理。

(2)全身副反应:发热、头痛、眩晕、疲劳、肌肉痛、关节痛和胃肠道症状(恶心、呕吐、腹痛)等。这些全身副反应常很轻微,有自限性,一般无需特殊处理。

(3)罕见副反应:如吉兰-巴雷综合征(Guillain-Barré syndrome,GBS)、复杂性区域疼痛综合征、体位性心动过速综合征、静脉血栓栓塞、卵巢功能早衰、肌痛性脑脊髓炎、慢性疲劳综合征等。因各国报道发生率不同,但基本不超过 3/100 万剂次,因此不必过度担忧。若出现严重过敏反应(如呼吸困难)或其他严重反应,应立即就医。

(张志军　李　叶)

第五章 子宫肌瘤

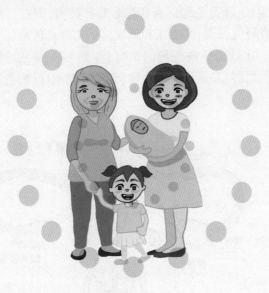

子宫肌瘤是女性最常见的良性肿瘤,由平滑肌及结缔组织组成。常见于 30~50 岁女性,20 岁以下少见。据统计,30 岁以上妇女约 20% 有子宫肌瘤。最常见的症状是月经改变及压迫症状。超声检查是常用、准确的检查手段。

1. 为什么会得子宫肌瘤

子宫肌瘤的病因并不十分明确,与女性体内的雌、孕激素有关系。多发生于生育年龄妇女,妊娠期往往迅速增大,而绝经后肌瘤大多停止生长,甚至萎缩。有些患者有家族史,即有一定家族聚集现象。还有研究发现,高血压和糖尿病的治疗可能增加子宫肌瘤发生的风险。比较公认的高危因素有:年龄 >40 岁、初潮年龄小、未生育、晚育、肥胖、多囊卵巢综合征、激素补充治疗、黑色人种及家族史等。

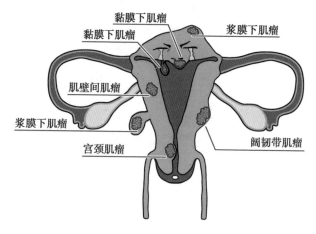

不同部位子宫肌瘤

2. 子宫肌瘤有哪些表现

一些患者并无明显症状,仅于体检时发现。症状出现与肌瘤部位、生长速度及肌瘤变性密切相关,常见症状:①月经改变是最常见症状:多表现为经量多、经期长,月经周期缩短,也有不规则流血者;②白带增多;③腹部包块;④下腹疼痛:如肌瘤红色变、浆膜下肌瘤蒂扭转或黏膜下肌瘤娩出时;⑤下腹坠胀、腰酸背痛;⑥压迫症状:排尿异常、排便异常、尿潴留等;⑦不孕:占 25%~40%;⑧继发贫血等。

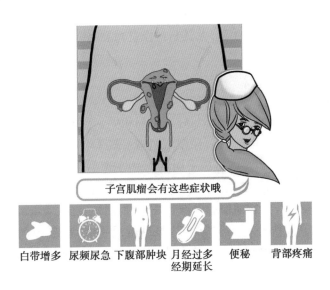

子宫肌瘤会有这些症状哦

白带增多　尿频尿急　下腹部肿块　月经过多　便秘　背部疼痛
　　　　　　　　　　　　　　　　经期延长

3. 如何诊断子宫肌瘤

子宫肌瘤的诊断多无困难。最常用的辅助检查手段是超声检查,经腹或经阴道超声均可,能够判断子宫肌瘤大小、部位、数目。彩色多普勒超声可以通过肌瘤血流丰富程度,协助判断子宫肿瘤的良恶性,子宫肌瘤血流呈周边性分布,以点条状、规则血流为主,而子宫肉瘤存在异常血管。磁共振能清楚显示肌瘤的数量、大小、位置,并有助于特殊类型子宫肌瘤、子宫肉瘤的鉴别诊断,但费用偏高、耗时较长。

4. 如何治疗子宫肌瘤

(1)通常情况下对于没有临床症状,肌瘤体积比较小的,首选临床观察,可以不给予特殊的治疗,药物治疗效果不确切,如采用药物治疗,需排除子宫内膜病变、肌瘤变性、妊娠等可能。

(2)治疗应根据患者年龄、症状和生育要求,以及肌瘤的类型、大小、数目全面考虑。无症状肌瘤一般不需治疗,特别是近绝经期妇女,但仍需要随访观察。症状轻微者,近绝经年龄及全身情况不能耐受手术者,可给予药物对症治疗、磁波治疗(磁共振引导高强度聚焦超声治疗)等。症状明显,尤其是继发贫血、腹痛、不孕,甚至可疑恶变者,应积极手术治疗。

5. 患有子宫肌瘤,能怀孕吗

子宫肌瘤的位置、大小与妊娠结局相关。黏膜下肌瘤和肌壁间肌瘤自然流产率明显增高,浆膜下肌瘤一般不会导致自然流产。肌瘤改变宫腔形态可导致妊娠中期流产率明显增加。如果子宫肌瘤直径<4cm,可考虑先妊娠。但如果有以下情况建议先手术治疗:子宫肌瘤合并不孕;子宫肌瘤患者准备妊娠时若肌瘤直径≥4cm,建议先行剔除;子宫黏膜下肌瘤;肌瘤生长迅速,不排除恶变。对于反复性流产患者、有孕中期流产史的女性,应该酌情行子宫肌瘤剔除术,有利于提高妊娠活产率。

6. 患有子宫肌瘤,希望生育,"微创"手术好还是开腹手术好

经腹子宫肌瘤剔除术适用于有生育要求、期望保留子宫者。具体选择微创(腹腔镜、经阴道、机器人)还是开腹手术,取决于术者的手术操作技术和经验,以及患者自身的条件。对于肌瘤数目较多、肌瘤直径大(如>10cm)、肌瘤血供丰富可疑存在癌前病变或恶变、特殊部位的肌瘤、盆腔严重粘连,手术难度增大,或可能增加未来妊娠时

子宫破裂风险者,宜行开腹手术。

7. 子宫肌瘤剔除手术后,多久可以备孕

根据子宫肌瘤剔除术中分型情况,决定术后避孕时间,0 型、Ⅰ型和Ⅶ型子宫肌瘤剔除术后建议避孕 3 个月;Ⅱ~Ⅵ型及Ⅷ型子宫肌瘤剔除术后建议避孕 6~12 个月。子宫肌瘤较小,未侵入宫腔者,建议手术后避孕 6 个月;对于子宫肌瘤较大或术中操作侵入宫腔者,建议术后避孕 1 年。国际妇产科联盟(FIGO)子宫肌瘤 9 型分类方法示意图如下:0:0 型(有蒂黏膜下肌瘤);1:Ⅰ型(无蒂黏膜下肌瘤,向肌层扩展≤50%);2:Ⅱ型(无蒂黏膜下肌瘤,向肌层扩展>50%);3:Ⅲ型(肌壁间肌瘤,位置靠近宫腔,瘤体外缘距子宫浆膜层≥5mm);4:Ⅳ型(肌壁间肌瘤、位置靠近子宫浆膜层,瘤体外缘距子宫浆膜层<5mm);5:Ⅴ型(肌瘤贯穿全部子宫肌层);6:Ⅵ型(肌瘤突向浆膜);7:Ⅶ型(肌瘤完全位于浆膜下,有蒂);8:Ⅷ型(其他特殊类型或部位的肌瘤,子宫颈肌瘤)。

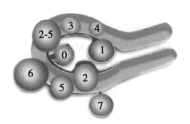

国际妇产科联盟(FIGO)子宫
肌瘤 9 型分类方法示意图

8. 怀孕了,有子宫肌瘤,必须行剖宫产吗

一般情况下,子宫肌瘤直径<6cm,位于前壁、后壁、宫底部,不影响产道,可经阴道试产。但要注意产程进展,同时预防产后出血、产褥感染等。若肌瘤较大(直径超过 5~8cm)或多发肌瘤,胎盘附着于肌瘤表面,肌瘤位于子宫下段或宫颈部、阻塞产道、影响胎先露下降

导致梗阻性难产,应行剖宫产术。

9. 患有子宫肌瘤,是否能在剖宫产术中同时行子宫肌瘤剔除术

剖宫产术中是否同时切除肌瘤,目前尚存争议,应根据肌瘤大小、部位、孕妇的情况、术者的技术熟练程度、医院的输血急救条件等,权衡利弊,实施个体化方案。对于浆膜下肌瘤,或肌壁间肌瘤位于剖宫产切口附近者,可同时行肌瘤剔除术。对于直径>8cm、多发性肌瘤、不易暴露的肌瘤(如子宫下段、子宫颈肌瘤、黏膜下肌瘤)以及靠近子宫动静脉、输卵管间质部的大肌瘤应谨慎对待,不主张在剖宫产术同时行子宫肌瘤剔除术。对于因妊娠合并心脏病、子痫、心力衰竭、弥散性血管内凝血(DIC)等危重症患者应尽量缩短手术时间,术中也不主张同时行子宫肌瘤剔除术。

10. 妊娠合并子宫肌瘤有哪些影响

妊娠合并子宫肌瘤的发生率为 1.6%~10.7%。尽管妊娠期雌孕激素急剧上升,子宫血供迅速增加,但只有 22%~32% 的肌瘤增大,50%~60% 的肌瘤大小保持稳定,而 8%~27% 会缩小。通常妊娠期子宫肌瘤体积增大发生在孕早期,孕中、孕晚期多数保持相对稳定。大的子宫肌瘤(直径>5cm)容易增大,但不是持续性增大,小的子宫肌瘤多数没有明显改变。子宫肌瘤在孕期、产时、产后对母亲、胎儿、新生儿均有一定影响。

(1)自然流产率增加:高达 20%~30%,是正常孕妇的 2~4 倍。黏膜下肌瘤和肌壁间肌瘤改变了宫腔形态,自然流产率明显增加。同时,会增加臀位的风险。

(2)产后出血发生率增加:产时宫缩乏力和宫缩不协调,尤其是体积较大(超过 8cm)以及子宫下段肌瘤。

(3)容易发生早产:子宫肌瘤可引起宫腔局部结构异常、缩宫素水平增高、局部炎症反应、细胞因子增加,从而导致早产。

(4)下腹疼痛:子宫肌瘤的增长超过了子宫的增长速度,导致缺

血、坏死,即肌瘤红色变。

11. 绝经了,子宫肌瘤还要复查吗

绝经后女性体内雌激素水平下降,子宫肌瘤会萎缩甚至消失。围绝经或者绝经期的女性子宫肌瘤恶变率很低,为 1/200~1/100。但也应该每 3~6 个月随访一次。如果出现阴道出血或腹痛时,必须及时到正规医院妇科就诊。对于绝经后未行激素补充治疗但肌瘤仍生长的患者,需要手术治疗;如果盆腔彩超提示子宫肌瘤生长较快且血流信号丰富,也需要进行手术治疗。

12. 患有子宫肌瘤,同时有严重的更年期症状,能否激素替代治疗

子宫全切术后或肌瘤剔除术后的女性,如果同时有严重的更年期症状,可行激素替代治疗。保留子宫的患者,肌瘤<3cm 安全性较高,≥5cm 风险可能会增大,肌瘤 3~5cm 者应根据患者情况综合判断。对肌瘤而言,雌激素口服比经皮药物(皮贴)相对更安全,替勃龙比雌孕激素连续联合疗法更安全。目前研究认为,子宫肌瘤患者使用激素替代治疗后,肌瘤并无显著增大的危险,即使出现肌瘤增大,停止使用后,可使肌瘤增大停止。虽然黏膜下肌瘤者使用时有增加出血的危险性,但在绝经后患者中补充激素的量很少,与其防止骨质疏松和改变更年期症状等优点相比,利大于弊,故多数学者主张使用。

13. 子宫肌瘤会癌变吗

子宫肌瘤恶变率比较低,仅为 0.4%~0.8%,多见于绝经后的妇女。如果绝经后子宫肌瘤增大,出现疼痛、阴道流血、流液,应该警惕恶变可能,需要积极诊治。因此,即使绝经了,仍需要定期复查子宫肌瘤。

14. CA125 可以确定子宫肌瘤的良恶性吗

糖类抗原 125(CA125)是肿瘤标志物之一,临床上多见于卵巢

癌、乳腺癌、胰腺癌、胃癌、肺癌等，其他妇科肿瘤患者中 CA125 也可增高。但有些非恶性肿瘤，如子宫内膜异位症、盆腔炎、卵巢囊肿、胰腺炎、肝炎等疾病也会有不同程度的 CA125 升高。子宫肌瘤较大时可以出现血清 CA125 升高，但缺乏特异性。如果 CA125 和乳酸脱氢酶（LDH）升高对子宫肉瘤诊断有提示意义。

15. 哪些是子宫肌瘤肉瘤变的危险讯号

子宫肌瘤肉瘤变即子宫肉瘤（恶性）多见于围绝经期或绝经后女性，以 50~60 岁多见。早期无明显症状，但随着病情进展可以迅速出现异常阴道出血，原有子宫肌瘤迅速长大，尤其是绝经后未接受激素替代治疗的患者，可发现腹部巨大肿块，可同时伴有腹部胀痛等。既往有他莫昔芬治疗史或盆腔放疗史，遗传性肿瘤综合征，如遗传性平滑肌瘤及骨细胞癌综合征、林奇综合征、PTEN 综合征、Li-Fraumeni 综合征等患者应警惕子宫肌瘤肉瘤变。

16. 子宫肌瘤没有症状，吃药可以控制 / 缩小肌瘤吗

通常情况下对于没有临床症状，肌瘤体积比较小的，首选临床观察，可以不给予特殊的治疗。药物治疗不可能完全治愈子宫肌瘤，只能在用药物治疗期间限制肌瘤的生长，控制肌瘤的体积增大。如采用药物治疗，需排除子宫内膜病变、肌瘤变性、妊娠等可能。由于子宫肌瘤与雌激素有关，因此治疗肌瘤的药物多数与降低雌激素水平或拮抗雌激素有关。常用药物包括米非司酮、达那唑、促性腺激素释放激素激动剂等西药，这些药物可以促进肌瘤缩小并且抑制月经来潮，多用于术前准备阶段。

（1）促性腺激素释放激素激动剂（GnRHa）：GnRHa 能导致大多数患者闭经，并且三个月的治疗可使患者的肌瘤体积减少 35%~65%，但停药数个月内，肌瘤的大小会逐渐恢复到治疗前的大小。因此作用是暂时的，多用于控制症状、纠正贫血、术前缩小肌瘤、降低手术难度。

（2）米非司酮（mifepristone）：口服，可作为术前用药或提前绝经

使用。但不宜长期使用,因其拮抗孕激素后,子宫内膜长期受雌激素刺激,增加子宫内膜病变的风险。

17. 中医中药可以治疗子宫肌瘤吗

中医称子宫肌瘤为"石瘕",病因为肝、脾、肾三脏功能失调,气滞血瘀,或阴寒凝滞,或热耗伤津等。因肝胆郁滞而化火,湿热下注则为带下;因脾失健运,湿从内生则可见痰凝气滞留于宫中;肾精亏损,精血暗耗,瘀血恶血,留聚宫中。故《素问·骨空论》曰:"任脉为病,女子带下瘕聚",使用中药宫瘤化消方,针对瘕块治疗,采取活血化瘀、理气止痛、化瘀消癥之法。同时立足于整体,通过调理脏腑,促进整体功能改善,从而提高疗效,达扶正固本之目的。

18. 子宫动脉栓塞术可以治疗子宫肌瘤吗

子宫动脉栓塞术(UAE)是通过放射介入的方法,直接将动脉导管插至子宫动脉,注入永久性栓塞颗粒,阻断子宫肌瘤血供,以达到肌瘤萎缩甚至消失的目的。UAE目前主要适用于子宫异常出血导致贫血等有症状的子宫肌瘤。在选择子宫肌瘤介入治疗时应慎重,尤其是盆腔炎症未控制者、希望保留生育功能者、动脉硬化患者及本身有血管造影禁忌证的患者,应列为该项治疗的禁忌证。5%的患者术后有发生卵巢功能早衰的可能,也有罕见的盆腔感染的报道。

19. 超声波可以治疗子宫肌瘤吗

聚焦超声通过将超声波聚集,在肿瘤内部将温度提升到65℃以上导致肿瘤发生凝固性坏死而起到治疗作用,治疗可以使肌瘤发生萎缩,缓解症状,适用于有症状的子宫肌瘤。治疗后无手术瘢痕,术后恢复快是其优点。副反应有皮肤烫伤、邻近肠管损伤、血尿等报道。目前,此项技术已发展为磁共振监测下超声聚焦治疗(磁波),其治疗部位定位及能量监测更为精准,较传统的超声监测下的超声聚焦治疗,更具优势。

20. 子宫肌瘤蒂扭转是怎么回事

浆膜下子宫肌瘤向浆膜面生长,仅有一蒂与子宫肌壁相连,称为带蒂的浆膜下子宫肌瘤。蒂可发生扭转,患者会突然出现下腹痛,检查时可扪及子宫表面或一侧实性肿块并有压痛,近子宫的根蒂处压痛最为明显。子宫肌瘤蒂扭转属妇科急腹症之一,一经诊断应立即手术治疗。

21. 子宫肌瘤红色变性是恶性吗

子宫肌瘤红色变性是一种特殊类型的坏死,发生的原因不清楚,常见于妊娠期和产褥期,非妊娠期的子宫肌瘤也可发生。红色变性可能是肌瘤体积迅速变化,小血管破裂,出血弥散于肌瘤组织内导致切面呈暗红色、质软,如牛肉状。治疗通常以保守治疗为主,可给予对症治疗(止痛、止血、预防感染及补液等),症状多在治疗一周左右好转。如果症状加重或缺血、坏死严重,或不能排除其他病变时,可行剖腹探查术,一般妊娠期不行肌瘤切除术。

22. 发现子宫肌瘤,多长时间复查一次

定期复查的频率与患者的年龄、子宫肌瘤的大小、数目相关,如果子宫肌瘤没有症状,体积不大,直径小于 5cm,通常建议每 3~6 个月定期门诊随访。对于子宫肌瘤较小,没有症状,特别是绝经后的女性,可以延长复查的时间,每年复查一次。子宫肌瘤常见的复查手段是妇科 B 超检查,但对于子宫肌瘤的突发增大、变性可能、恶变可能,建议行盆腔的磁共振检查,还有血液肿瘤标志物检查。

23. 子宫肌瘤患者,饮食上应注意什么

(1)子宫肌瘤可能与脂肪代谢紊乱有关,建议患者不吃或者少吃高脂、高糖类食物,牛肉、羊肉等食物。

(2)少吃含有植物性雌性激素或动物性雌性激素的食物,比如蜂王浆、蜂蜜、豆浆、豆腐、花生酱、香椿、黑豆,还有红酒。

（3）多吃素菜及纤维素含量较高的食物。子宫肌瘤合并贫血的患者，建议吃一些补铁、纠正贫血的食物，比如猪肝、瘦肉、樱桃、菠菜、乌鸡等。

（吴珍珍　李　叶）

第六章　卵巢常见良性肿瘤

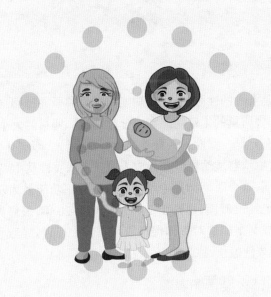

卵巢肿瘤是常见的妇科肿瘤,可发生于任何年龄。卵巢肿瘤组织成分非常复杂,是全身各脏器原发肿瘤类型最多的器官,不同类型肿瘤的组织学结构和生物学行为均存在很大差异。

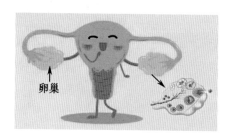

卵巢

1. 什么是卵巢

卵巢是女性的性腺,其主要功能为产生卵子并排卵,分泌女性激素,分别称为卵巢的生殖功能和内分泌功能。卵巢的大小、形状随年龄大小而有差异。女性进入青春期后,卵巢增大,卵泡开始发育和分泌雌激素,生殖器从幼稚型变为成人型。一般女性从 18 岁左右开始进入生育期,这个时期卵巢生殖功能与内分泌功能最为旺盛。40 岁开始进入绝经过渡期,短则 1~2 年,长至 10~20 年,最终卵巢内卵泡自然耗竭或剩余卵泡对垂体促性腺激素丧失反应,导致卵巢功能衰竭,月经永久性停止,称为绝经。

2. 为什么会得卵巢囊肿

卵巢囊肿的发生与以下因素有关:育龄妇女、激素水平变化、妊娠、盆腔感染、子宫内膜异位症、盆腔手术史。卵巢恶性肿瘤发病的高危因素:①遗传和家族因素,20%~25% 卵巢恶性肿瘤患者有家族史。②环境因素,工业发达国家卵巢癌发病率高,可能与饮食中胆固醇含量高有关。③内分泌因素,未孕妇女发病多,乳腺癌或子宫内膜癌合并功能性卵巢癌的机会较一般妇女高 2 倍。

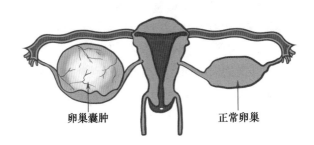

卵巢囊肿　　　　　　　　　　　　正常卵巢

3. 卵巢囊肿有什么症状

(1)体积小的良性卵巢肿瘤多无症状,常在妇科检查时偶然发现。

(2)肿瘤增大时,可有腹胀或腹部扪及肿块。

(3)可出现尿频、便秘、气急、心悸等压迫症状。

(4)恶性肿瘤,主要症状为腹胀、腹部肿块、腹腔积液及其他消化道症状。

(5)部分患者可有消瘦、贫血等恶病质表现。

4. 卵巢囊肿有哪些危害呢

(1)蒂扭转:为常见的妇科急腹症。有时不全扭转可自然复位,腹痛随之缓解。治疗原则是一经确诊,尽快行手术治疗。

(2)破裂:常有剧烈腹痛伴恶心呕吐,也可导致腹腔内出血、腹膜炎及休克。体征有腹部压痛、腹肌紧张,可有腹腔积液征,盆腔原来存在的肿块消失或缩小。诊断肿瘤破裂后应立即手术。

(3)感染:多继发于蒂扭转或破裂。治疗原则是抗感染后手术切除肿瘤。

(4)恶变:如可疑恶变,应行相应的辅助检查(超声、CT、磁共振、肿瘤标记物等),必要时穿刺活检或手术明确诊断。

5. 卵巢囊肿需要治疗吗

卵巢囊肿属广义上的卵巢肿瘤的一种,各年龄均可患病,但以20~50 岁的女性最为多见。卵巢囊肿在早期并无明显的临床表现,患者往往因体检或其他疾病就医行妇科检查时被发现,以后随着肿瘤的生长,患者有所感觉,其症状与体征因肿瘤的性质、大小、发展、有无继发变性或并发症而不同。卵巢囊肿分为生理性囊肿和病理性囊肿。前者通常不会引发健康问题,观察 2~3 个月经周期可自然消失。后者则需要积极治疗,治疗方案取决于患者的年龄、囊肿的类型和大小,以及临床症状和并发症。

6. 得了卵巢囊肿,必须要做手术吗

卵巢囊肿并非都要做手术,这只是超声检查的一个发现。有些卵巢囊肿是生理性的,如滤泡囊肿和黄体囊肿,是卵泡发育和排卵后黄体吸收过程中形成的。这种卵巢囊肿多为单侧,直径大多小于 5cm,壁薄,一般情况下可以自然吸收。随访 2~3 个月,月经干净后复查可发现囊肿自行消失,常常不需要特殊处理。以下情况建议手术治疗:①持续存在 3~6 个月,直径大于 4cm 的卵巢囊肿;②肿瘤标志物远远超出标准值,无论囊肿大小,均建议尽快手术;③卵巢囊肿内见实质样或乳头样结构;④短期内卵巢囊肿增长较快;⑤卵巢囊肿破裂或蒂扭转等引起急腹症;⑥绝经后出现的卵巢囊肿。

7. 什么是卵巢囊肿蒂扭转

卵巢囊肿蒂扭转即卵巢囊肿自蒂部扭转,好发于瘤蒂较长、中等大、活动度良好、重心偏于一侧的肿瘤,如成熟畸胎瘤。常在体位突然改变,或妊娠期、产褥期子宫大小、位置改变时发生,瘤体血流回流受阻、出血、破裂,患者突然发生下腹剧痛,常伴恶心、呕吐甚至休克。一经确诊,应尽快手术。可根据年龄、囊肿情况选择囊肿剥除术,或附件切除术。

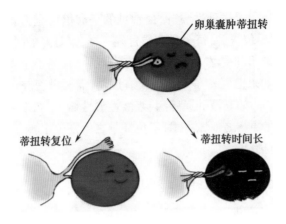

卵巢囊肿蒂扭转

8. 什么是卵巢巧克力囊肿

卵巢巧克力囊肿是卵巢的子宫内膜异位症。可表现为卵巢浅表层的红色、蓝色或棕色等斑点或小囊；也可生长在卵巢内，形成单个或多个囊肿。典型情况下，陈旧性血液聚集在囊内形成咖啡色黏稠液体，似巧克力样，俗称"卵巢巧克力囊肿"。根据大小、肿瘤标记物、患者年龄决定采取手术治疗、药物治疗、或观察。

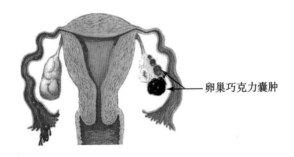

9. 卵巢囊肿影响怀孕吗

卵巢囊肿是泛泛的说法，有生理性囊肿，也有病理性囊肿，应该区别对待。生理性囊肿，如黄体囊肿、滤泡囊肿，大部分可以自然消退,不影响怀孕。病理性囊肿,最常见的是卵巢巧克力囊肿,也叫卵巢子宫内膜异位囊肿,每个月会像月经一样,来月经的时候局部会有出血,影响排卵和受孕。如果有巧克力囊肿,直径小于 4cm,可以先试着怀孕;如果已经备孕半年但没有成功,需要做腹腔镜探查手术。还有其他囊肿,如黏液性囊腺瘤、浆液性囊性瘤等,如果囊肿很大、有症状,建议在怀孕之前做手术,避免怀孕之后发生扭转、破裂,被迫急诊手术,影响胎儿。

10. 怀孕后发现卵巢囊肿怎么办

多数妊娠早期的卵巢囊肿(<5cm)会自行消失,若无症状多不需要处理。因此,对于妊娠早期的卵巢囊肿(5~10cm),只要其恶性风险不高且无急腹症表现,应鼓励期待疗法,密切随诊。妊娠中期(孕14~16 周)再次超声和 / 或磁共振检查评估:若可疑恶性则考虑手术;若无恶性风险仍可继续随诊(需向患者交代病情)。妊娠晚期若无临床症状,并除外恶性可能,则继续观察,待剖宫产或阴道分娩后6 周再评估。妊娠期卵巢囊肿出现以下情况时,需要考虑手术干预:①高度怀疑为恶性肿瘤;②伴发急腹症(如囊肿扭转、破裂);③肿瘤直径>10cm 并持续存在;④出现严重的并发症(如肾积水);⑤估计肿瘤会引起产道梗阻等。

11. 什么是卵巢黄体囊肿

排卵后卵泡液流出,卵泡腔内压下降,卵泡壁塌陷,原有的卵泡结构逐步形成黄体。在黄体生成素的作用下,黄体内的细胞进一步分化,黄体为囊腔结构,囊壁富含血管,当毛细血管出血,血液进入封闭的囊腔,会导致囊腔不断增大,直径超过 3cm 即为黄体囊肿。黄体囊肿一般属于生理性囊肿,大多数黄体囊肿患者无明显症状,一般在月经来潮后可自然消失。但随着囊肿增大,患者可能出现下腹坠胀、隐痛、腰骶部酸痛等下腹不适症状。无需特殊处理,仅定期随访即可;当出现黄体囊肿破裂出血,表现为腹痛及阴道流血,严重者可出现口干、心悸、头晕眼花、晕厥等休克症状,腹腔内大出血时,需要急诊手术治疗。

12. 卵巢畸胎瘤是病吗

畸胎瘤内常见：油脂、毛发、牙齿(骨骼)、头结节。

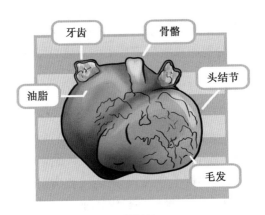

畸胎瘤

畸胎瘤为最常见的卵巢生殖细胞肿瘤,由多胚层组织构成,偶见仅含一个胚层成分。多数是成熟、囊性,少数为未成熟、实性。肿瘤的良、恶性及恶性程度取决于组织分化程度。成熟畸胎瘤,又称为皮样囊肿,为良性肿瘤。可发生于任何年龄,以20~40岁居多。多为单侧,呈圆形或卵圆形,壁光滑、质韧。多为单房,腔内充满油脂和毛发,有时可见牙齿或骨质。囊壁常见小丘样隆起向腔内突出,称为"头节"。可含外、中、内胚层组织。成熟囊性畸胎瘤恶变率较低,为2%~4%,"头节"的上皮细胞易恶变,形成鳞状细胞癌,预后差。良性畸胎瘤可行卵巢肿瘤剔除术或患侧附件切除术,双侧肿瘤者应行双侧卵巢肿瘤剔除术。绝经后妇女可考虑行全子宫及双侧附件切除术。

13. 如何预防卵巢囊肿

(1)月经期间应该注意卫生,经期、产后妇女严禁性生活,保持外阴阴道清洁。

（2）保持良好的情绪,适当缓解压力,劳逸结合,不要过度疲劳。

（3）加强体育锻炼,多在阳光下运动,增强体质。

（4）注意合理膳食,均衡营养,注意掌握适度进食,避免过度肥胖。

（5）不刻意补充外源性雌激素,特别是滥用含有雌激素的补品。

（6）有卵巢囊肿等相关疾病家族史的患者,注意定期体检,早发现、早诊断、早治疗。

14. 卵巢囊肿会复发吗

卵巢囊肿有复发的可能性。卵巢囊肿分浆液性囊肿、黏液性囊肿、巧克力囊肿等,其中巧克力囊肿复发概率最高,其是子宫内膜异位囊肿,即便手术做得再干净,仍有可能残留肉眼看不见的异位子宫内膜组织或细胞,将来可能还会长成囊肿,严重者影响排卵、生育。黏液性囊肿复发率较高,手术之后应 3~6 个月复查一次,如果复发,需要根据医生的医嘱积极治疗。浆液性囊肿复发率降低。当然,如果是卵巢交界性肿瘤或恶性肿瘤,复发率非常高,一定要遵医嘱定期复查。

15. 卵巢囊肿患者饮食需要注意什么

患有卵巢囊肿的女性,饮食上没有绝对不能吃的食物。卵巢囊肿这种疾病和很多因素有关,包括饮食和内分泌,为了身体健康要多加注意,建议不吃或少吃刺激性的食物,比如辣椒、酒、浓茶及咖啡等;不吃腌制的食物,比如腊肉、咸鱼、酸菜等;少吃油腻、油炸、烧烤类食物;不要乱吃保健品及含激素类的药物。饮食方面应吃清淡、易消化、含蛋白质丰富的食物,以及新鲜的蔬菜和水果,饮食要均衡。

（吴珍珍　李　叶）

第七章　输卵管常见疾病

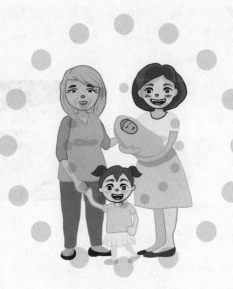

输卵管是女性内生殖器的组成部分,是精子卵子相遇的场所,即输送受精卵的管道。输卵管发育不良或功能障碍,可能成为不孕因素或继发异位妊娠,同时,也是外界病原微生物侵袭女性盆腔的途径。

1. 什么是输卵管

输卵管是一对细长而弯曲的肌性管道,外观细长而弯曲,位于子宫阔韧带的上缘,内侧与宫角相连通,外端游离,与卵巢接近。输卵管可分为:①输卵管伞端:外端的漏斗形膨大,边缘薄呈伞状。②输卵管壶腹部:壁薄腔大,是受精场所。③输卵管峡部。④子宫部:在子宫角穿子宫壁的部分。

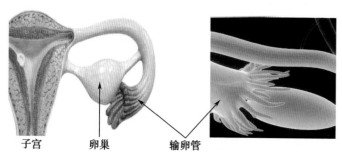

子宫　　　　卵巢　　　　输卵管

2. 输卵管炎症是怎样发生的

(1)病原微生物感染导致输卵管炎。淋病奈瑟菌及沙眼衣原体所致的输卵管炎常累及黏膜,而流产和分娩后感染往往引起输卵管周围炎。

(2)女性经期不注意卫生或经期发生性生活,细菌极易经黏膜上行,引起输卵管内膜感染。

(3)邻近器官炎症直接蔓延,如阑尾炎、腹膜炎等蔓延至盆腔引起输卵管炎症,主要病原体为大肠埃希菌。

3. 输卵管炎是一种细菌感染吗

输卵管炎病原体分为外源性病原体和内源性病原体,可单独存在,但通常为混合感染。不同病原体有不同的致病特点。常见的外源性病原体为淋病奈瑟菌、沙眼衣原体,其他尚有支原体,包括:人型支原体、解脲脲原体及生殖支原体。内源性病原体是原寄居于阴道内菌群,包括需氧菌及厌氧菌,以混合感染多见。

4. 输卵管炎有哪些表现

输卵管炎可因炎症的轻重及范围大小,而有不同的临床表现。轻者没有症状或症状轻微,常见下腹痛、发热、阴道分泌物增多等。腹痛为持续性,活动或性交后加重。病情严重者可有寒战、高热、头痛、食欲缺乏等全身症状。

5. 输卵管炎有哪些危害

(1)一旦输卵管发生炎症,会造成伞端闭锁或输卵管黏膜破坏,最终会导致输卵管闭塞,导致女性不孕。

(2)输卵管炎可引起管腔闭塞、积液或者粘连,均会妨碍精子、卵子或者受精卵的运行,致使受精卵到达宫腔产生障碍而发生宫外孕。

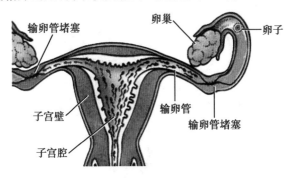

输卵管堵塞

（3）炎症扩散到卵巢，形成输卵管卵巢炎或脓肿。

（4）附件炎、肝周围炎、弥漫性腹膜炎。

（5）存在恶变的风险。近期有研究显示，输卵管与卵巢癌的发生密切相关。

6. 如何治疗输卵管炎

要注意多休息、多饮水，补充营养，急性发作期一定要避免性生活。对于症状比较轻、身体情况良好的人，可以先进行抗感染药物治疗。病情严重、身体状况比较差、药物治疗无效者需要住院治疗，必要时进行手术治疗。

7. 什么是输卵管积水，发生原因有哪些

输卵管由内到外分为三层，分别为输卵管黏膜层、肌层、浆膜层，当大量病原微生物感染或人体免疫力减低时，定植于体内的微生物开始繁殖，导致输卵管组织充血、水肿，黏膜分泌作用增强，产生分泌液、渗出液，黏膜粘连、管腔闭锁，如产生的分泌液不能正常排到输卵管外，聚集在输卵管内，则形成输卵管积水。输卵管积水是盆腔的炎性疾病，是女性上生殖道感染性疾病。炎症经子宫内膜向上蔓延，首先引起输卵管黏膜炎、输卵管黏膜肿胀、间质水肿及充血、大量炎症细胞浸润。严重者输卵管上皮发生退行性病变或成片脱落，引起输卵管粘连，导致输卵管管腔及伞端闭锁。如果有脓液集聚于管腔之内，会形成输卵管积水。

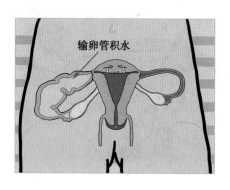

输卵管积水

8. 如何治疗输卵管积水，一定要做手术吗

输卵管积水的治疗需根据病情以及患者一般情况综合考虑，决定治疗方案。治疗输卵管积水的方法多种多样，包括药物治疗、手术治疗、中医治疗等。

（1）药物治疗：①抗生素：临床上可采用口服、注射或静脉滴注抗生素抗感染，对输卵管炎症引起的积水有效，常用药物有头孢、青霉素、庆大霉素等。②玻璃酸酶：能水解组织中的玻璃酸，用以加速药物的渗透吸收，增加疗效。③糜蛋白酶：可以溶解纤维蛋白，清除坏死组织、血肿及其他分泌物。

（2）手术治疗：①输卵管根部切除术；②输卵管开窗术。

（3）中医中药治疗：主要是清热解毒和祛湿，通过使用中药方法进行消炎和止痛治疗。

9. 为何输卵管炎会导致宫外孕

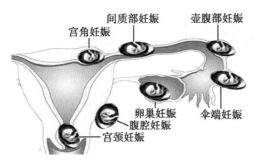

不同部位的异位妊娠

输卵管黏膜炎，可导致黏膜皱褶粘连，管腔变窄，或使纤毛功能受损，从而导致受精卵在输卵管内运行受阻而于该处着床。输卵管周围炎，病变主要在输卵管浆膜层或浆肌层，常造成输卵管周围粘连，输卵管扭曲，管腔狭窄，蠕动减弱，影响受精卵运行。这些因素都可能导致输卵管妊娠的发生。

10. 输卵管妊娠有哪些临床表现

输卵管妊娠与受精卵着床部位、是否流产或破裂,以及出血量多少和时间长短等有关。典型症状为停经、腹痛与阴道流血,血人绒毛膜促性腺激素(hCG)检测和经阴道超声检查可辅助诊断。疑有腹腔内出血的患者,可经阴道行后穹隆穿刺。治疗包括手术治疗、药物治疗和期待治疗。根据是否保留患侧输卵管分为保守手术和根治手术。药物治疗可采用化学药物治疗,主要适用于病情稳定的输卵管妊娠患者及保守手术后发生持续性异位妊娠者。

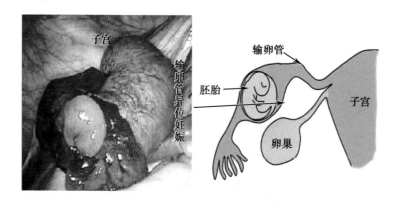

11. 如何预防输卵管妊娠,有过一次宫外孕,再次怀孕前要做哪些检查

(1)男女双方都要注意科学备孕,做好孕前检查。

(2)有妇科炎症的女性,先治疗妇科炎症再考虑怀孕。

(3)男女双方都需要注意在备孕期保持身体健康,戒烟限酒。

(4)如果既往有过宫外孕病史,再次怀孕时,除了常规的孕前检查,建议补充妇科检查、妇科超声、阴道微生态、输卵管造影等检查。

12. 什么是输卵管结核

输卵管结核占女性生殖器结核的 90%~100%,即几乎所有的生殖器结核均累及输卵管,双侧性居多。输卵管增粗肥大、伞端粘连、封闭,管腔内充满干酪样物质。有时盆腔腹膜、肠管表面及卵巢表面也布满类似结节,或并发腹腔积液型结核性腹膜炎。腹腔镜检查能直接观察子宫、输卵管,并可在病变处做活组织检查。诊断明确,生殖器结核经药物治疗可取得良好疗效,但治疗后的妊娠成功率极低,建议行辅助生殖技术助孕。

13. 输卵管会癌变吗

慢性输卵管炎有癌变的风险,且目前认为,卵巢癌变与输卵管癌变密切相关。输卵管癌常有阴道排液、阴道出血、腹痛等症状,需要磁共振、肿瘤标记物测定辅助诊断,必要时需要手术探查。因此,患有输卵管炎症的女性不要大意,应警惕癌变。必要时可行预防性手术切除,或机会性手术切除(女性盆腔其他手术时同时切除输卵管)。

(吴珍珍　李　叶)

第八章　盆腔炎症性疾病及生殖器结核

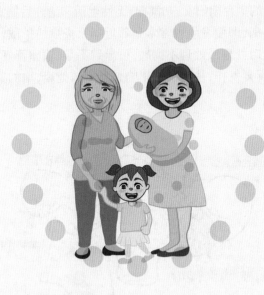

第一节 盆腔炎症性疾病

1. 什么是盆腔炎性疾病

日常生活中常说的"盆腔炎"实际上是女性上生殖道的一组感染性疾病，医学上称为盆腔炎性疾病，主要包括子宫内膜炎、输卵管炎、输卵管卵巢脓肿、盆腔腹膜炎。炎症可局限于一个部位，也可同时累及几个部位，以输卵管炎、卵巢炎最为常见。盆腔炎性疾病多发生在性活跃的生育期妇女，初潮前、无性生活和绝经后妇女很少发生盆腔炎性疾病，即使发生也常常是邻近器官炎症的扩散。盆腔炎性疾病若未及时处理或处理不彻底，可导致不孕、输卵管妊娠、慢性盆腔痛，炎症反复发作，从而严重影响妇女生殖健康，增加家庭与社会经济负担。

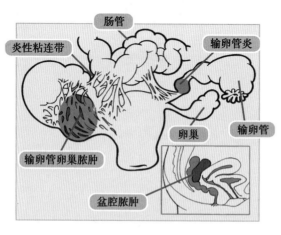

盆腔炎性疾病

2. 哪些人群容易患盆腔炎性疾病

(1)年龄:盆腔炎性疾病的高发年龄为15~25岁。这可能与该年龄段女性性活动频繁、子宫颈柱状上皮异位、子宫颈黏液机械防御功能较差有关。

(2)性活动:盆腔炎性疾病多发生在性活跃期妇女,尤其是初次性交年龄小、有多个性伴侣、性交过频以及性伴侣有性传播疾病者。

(3)下生殖道感染:细菌性阴道病、淋病奈瑟菌性以及沙眼衣原体性子宫颈炎,与盆腔炎性疾病的发生密切相关。

(4)子宫腔内手术操作(如刮宫术、输卵管通液术、子宫输卵管造影术、宫腔镜检查等)后感染,由于手术所致生殖道黏膜损伤、出血、坏死,导致下生殖道内源性病原体上行感染。

(5)性卫生不良:经期性交、使用不洁月经垫等,均可使病原体侵入而引起炎症。此外,不注意性卫生保健、阴道冲洗者盆腔炎性疾病的发生率高。

(6)邻近器官炎症直接蔓延如阑尾炎、腹膜炎等蔓延至盆腔。

(7)既往有盆腔炎病史的女性容易再次感染,导致急性发作。

3. 盆腔炎性疾病有哪些症状

盆腔炎性疾病发病早期可能无症状或症状轻微,但随着疾病进展,可能会出现如下症状:

(1)月经失调:现代人由于工作压力大、作息不规律、吸烟酗酒等情况,很多女性本身存在月经不规律。需要注意的是,患有盆腔炎的女性由于子宫内膜或卵巢受到影响,可能会出现经量增多、经期延长、经间期或同房后阴道出血等现象。

(2)阴道分泌物:阴道分泌物增多,可呈黄色或绿色,部分女性有脓性分泌物,伴有异味。

(3)腹痛:常见为下腹痛,可以为持续性,疼痛程度可能较轻,也可较为剧烈,活动或性生活后加重。如果伴有右上腹疼痛,应警惕肝周围炎、肝周围胀肿的可能性。

（4）其他症状：盆腔炎可引起全身发热或寒战、乏力、恶心、呕吐、腹胀、腹泻等症状。包块位于子宫前方可出现膀胱刺激症状，如排尿困难、尿频、尿痛等；部分患者会有直肠刺激症状，出现腹泻、里急后重感和排便困难。

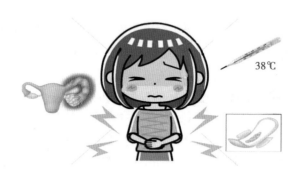

如果您注意到有以上新发症状，特别是几种症状同时出现，就要注意是否患上盆腔炎的可能，应该及时前往医院接受专业的诊治。因为一旦错过最佳治疗时间，可能会导致盆腔炎性疾病后遗症，包括不孕、异位妊娠、慢性盆腔痛和输卵管堵塞、积水等。

4. 盆腔炎性疾病如何诊断

如果您感觉到盆腔炎性疾病的症状去看医生，医生可以通过以下方式诊断盆腔炎性疾病：

（1）首先医生会询问病史，包括一般健康状况、性生活情况和目前的症状。进行妇科检查时，可能会发现子宫颈举痛、宫体压痛或附件区压痛。根据具体情况可能需要做阴道分泌物检查以及微生物培养。血常规和血沉、C-反应蛋白等感染指标的检测能够进一步明确诊断。

（2）症状严重者可有体温升高，心率加快，下腹部有压痛、反跳痛及肌紧张，甚至出现腹胀、肠鸣音减弱或消失。

（3）影像学检查，如经阴道超声或盆腔磁共振可以通过显示输卵管积液、输卵管卵巢肿块及盆腔积液等，特异性诊断盆腔炎性疾病。

5. 盆腔炎性疾病可以治愈吗

如果在感染盆腔炎性疾病后能够及时察觉到症状、给予足够重视，是可以治愈的。但是，治疗并不能去除生殖系统已经发生的损伤。等待治疗的时间越长，出现盆腔炎性疾病后遗症这种不可逆损伤的风险越高。

（1）急性期盆腔炎：主要采用药物治疗。医生可能会让您口服抗生素，如果门诊治疗无效或不能耐受口服抗生素，可能需要静脉输液或住院治疗。开始治疗后，症状可能会有所改善或消失。但是，症状减轻，也应该完成整个疗程。过早停止治疗可能会导致病程迁延，病情反复，炎症慢性化。需要注意的是，引起盆腔炎性疾病的病原体可以通过性接触传播。因此，性伴侣也应该接受盆腔炎性疾病治疗。男性可能是导致盆腔炎的病原体的潜在携带者，如果伴侣不接受治疗，感染可能会复发。在盆腔炎治愈之前，请禁止性生活。

（2）慢性盆腔炎：慢性盆腔炎常引发下腹疼痛，目前尚无有效的治疗方法，在排除子宫内膜异位症等其他引起盆腔痛的疾病前提下，多对症处理，或给予活血化瘀、清热解毒类中药，局部理疗等综合治疗。局部物理疗法通过温热刺激促进局部血液循环，进而起到利于炎症吸收和消退的作用。不孕患者，多需要辅助生殖技术协助受孕。盆腔炎性疾病反复发作者，在抗生素药物治疗的基础上，可根据具体情况选择手术治疗。

6. 哪些患者需要手术治疗

（1）对于药物治疗和一般治疗无效，症状严重，肿块持续存在、增大或破裂者，应该及时采用手术治疗，防止脓肿破裂导致炎症扩散。手术治疗应结合患者的临床表现、病变范围和年龄等因素综合考虑。手术方式主要是腹腔镜手术或经腹手术，主要目的是彻底切除病灶，根据不同患者的实际情况，切除的范围（是否切除子宫、卵巢、输卵管）会有不同。

(2)年轻女性会尽量保留卵巢功能。对于年龄大、双侧附件受累或附件脓肿,且屡次发作者,可考虑行全子宫及双附件切除术。如果患者病情严重、极度衰弱,手术范围须按具体情况决定,也可在超声或 CT 引导下采用经皮穿刺引流技术,若盆腔脓肿位置低、突向阴道后穹窿时,可经阴道切开排脓,充分引流,同时注入抗生素。

7. 盆腔炎患者应该注意什么

治疗盆腔炎最主要的并不在于医学水平多么先进,而在于患者本身在日常生活中,注意预防和避免盆腔炎加剧或复发,才能从根源上杜绝加重盆腔炎或导致复发。

(1)健康的性生活:盆腔炎的主要发病原因是不洁的性生活、没有保护措施或经常更换性伴侣,不同年龄发病率不同的根源也在于性生活是否健康卫生。女性应该在交友上洁身自好,保证健康卫生的性生活,确保性伴侣没有传染病或佩戴安全套,避免高危性行为,高危性行为后及时检查,从根源上最大限度杜绝病原体的侵入。

(2)经期卫生:在月经期间性交、使用不洁的月经垫、没有及时更换月经垫的行为都有可能滋生病菌,使病原体侵入盆腔引发炎症。女性应该养成清洁阴部的良好习惯,注意好个人卫生,勤换内衣裤、及时更换月经垫,保持外阴干燥清洁,及时清除体外滋生的病原体,降低感染盆腔炎的可能性。同时还应掌握正确的清洗方法,否则潮湿环境更容易滋生细菌,增加盆腔炎发病的可能性。

(3)注意饮食:不只是盆腔炎,任何炎症性疾病患者都应时刻注意饮食的调理。加强营养摄入的同时避免油腻、高盐食物,避免煎、烤、炸类食物,避免辛辣;多吃富含蛋白质、维生素的食物,宜食清淡、易消化好吸收的食物;饮食要注意温热,避免冷饮冷食,针对不同的症状选择不同的食物达到食补食疗的目的。

(4)心理健康:慢性疾病给人体带来的痛苦不仅是身体上的,更是心灵上的折磨。妇科疾病患者有时对病症难以启齿,抗拒治疗,给治疗工作带来许多的不便。盆腔炎患者应该正视自己的疾病,用积极乐观的心态面对治疗,同时养成健康的心理卫生习惯,以积极的心态面对治疗,才能最快地接受最适合自己的治疗方法,将盆腔炎带来的伤害降低到最小。

(5) 养成良好的生活作息:盆腔炎患者应注意保持一个良好的生活作息,保证充足的睡眠时间和营养摄入,避免烟酒,坚持遵照医嘱服用药物,提高人体本身的免疫力,从根源上减少疾病的入侵。

(6) 加强体育锻炼:在日常生活中,盆腔炎患者应克服病痛,加强体育锻炼,活动肌肉,促进体内新陈代谢可以帮助人体排出有害物质,加快营养及药物的吸收。此外,通过强身健体,增强人体的免疫力和对外界病原体的抵抗力,从而有效预防盆腔炎复发。

综上所述,盆腔炎是一种常见的妇科疾病,应提高年轻女性对盆腔炎性疾病的认识。保证良好的生活习惯,注意卫生保健和性卫生,避免高危性行为,可以有效预防盆腔炎的发生。对可疑患者应该仔细诊断评价,及时治疗,减少后遗症的发生。

8. 如果想怀孕该怎么办

盆腔炎症性疾病可造成输卵管瘢痕形成,因此既往患有盆腔炎症性疾病的患者可能难以怀孕。如果怀孕,发生极为危险的异位妊娠的风险较高。若正尝试怀孕,请务必告诉医护人员曾患有盆腔炎症性疾病,必要时行输卵管通液、输卵管碘油造影或腹腔镜检查,明确输卵管通畅程度是否可以妊娠。

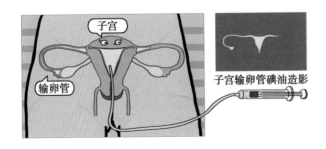

第二节　生殖器结核

1. 什么是生殖器结核

结核病是一种由结核分枝杆菌引起的疾病,这种细菌可以影响身体的任何部位,当其感染女性生殖器官时,就会导致生殖器结核,又称结核性盆腔炎。生殖器结核是女性不孕不育的主要原因之一。最近十年,中国结核病的总体发病率一直在稳步下降。然而,因耐药结核、艾滋病的增加以及对结核病控制的松懈,生殖器结核发病率近年来有升高趋势。生殖器结核多见于生育期女性,80%~90% 的生殖器结核发病在 20~40 岁女性。生殖器结核常继发于身体其他部位结核如肺结核、肠结核、腹膜结核等,最常见的原发部位是肺。作为生殖器结核病原体的结核分枝杆菌具有传染性,主要通过呼吸道传播,说话、咳嗽和打喷嚏时产生的飞沫是结核分枝杆菌最常见的传播载体。它们常通过四种途径感染生殖器:血行传播(主要途径)、直接蔓延、淋巴传播和性交传播。结核分枝杆菌感染的生殖器官包括输卵管、子宫内膜、卵巢、子宫颈、外阴、阴道和盆腔腹膜。

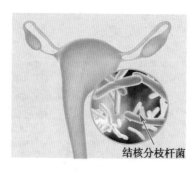

结核分枝杆菌

生殖器结核

2. 如何发现生殖器结核

生殖器结核潜伏期很长，可达 1~10 年。因此，大多数生殖器结核患者最初没有任何症状，随着病情加重，逐渐出现一些非特异性症状，包括低热、盗汗、乏力、体重减轻等。最常见的初始症状是不孕。40%~50% 的女性因不孕就诊意外发现生殖器结核，所以如果您有原发性不孕且没有明确病因，并且直系亲属有结核病史或个人有结核病史，则应引起对生殖器结核的怀疑。生殖器结核的患者，有 25%~50% 出现下腹痛或盆腔痛，这种疼痛一般不严重，可伴有腹胀，但也可能因继发化脓性感染出现急性下腹部疼痛。随着病情进展，盆腔疼痛会逐渐加重，常因性生活、运动和月经加重。在患有生殖器结核的育龄妇女中，月经不调是一种常见的疾病。异常子宫出血的发生率为 10%~40%，可能会出现经量过多、经间期出血、月经过少或闭经甚至绝经后出血。如果您发现自己出现以上症状，请尽早到医院就诊。为了早期诊断，最好去正规医院的妇科就诊。

3. 如何诊断生殖器结核

由于大部分生殖器结核并无典型的症状，如果医生怀疑您患该病，首先会详细询问家族结核病史、本人结核病接触史及本人生殖器以外脏器结核病史，约有 20% 的生殖器结核患者有结核病家族史。该病临床症状多为非特异性，月经不调、白带增多、下腹坠痛以及低热、消瘦等全身症状都有可能发生，但无自觉症状的患者亦不少见。总的来说，35%~50% 患者的体格检查并无异常。一部分患者，腹部检查时有柔韧感或腹腔积液征，双合诊检查可及附件肿块或盆腔器官固定。医生会进行一系列的辅助检查和影像学检查进一步明确诊断。胸部和盆腔 X 线检查是常见的一线检查，盆腔超声和子宫输卵管造影检查可能有助于生殖器结核的诊断。此外，通过经前子宫内膜组织活检和腹腔镜检查获得组织病理学证据，甚至月经血培养或宫腔刮出物培养，是确诊生殖器结核的有效手段。此外，结核菌素试验、γ- 干扰素释放试验、特异性 DNA 检测也具有一定的诊断价值。

4. 如何治疗生殖器结核

（1）生殖器结核与肺结核，或任何其他类型结核病的治疗过程和治疗方法基本相同。主要采用口服抗结核药物治疗，一般采用异烟肼、利福平、乙胺丁醇及吡嗪酰胺等抗结核药物联合治疗，疗程为6~9个月。治疗期间，要特别注意劳逸结合，加强营养，适当参加体育锻炼，增强机体抵抗力及免疫力。

（2）生殖器结核的药物治疗在缓解月经紊乱、发热和疼痛症状等方面有显著疗效。然而，即使被认为是"治愈"的患者，输卵管和子宫内膜的广泛损害也往往是不可逆的，成功宫内妊娠的概率也会显著下降，异位妊娠的风险增高。因此，如果仍有妊娠计划，可以考虑辅助生殖技术助孕。

（3）对于经药物治疗后盆腔包块较大，不能完全消退；治疗无效或反复发作者，或难以与盆腹腔恶性肿瘤鉴别等情况，需要手术治疗，手术范围会根据患者年龄、病变部位和范围等具体情况确定。

5. 如何预防生殖器结核

最重要的就是阻止结核病的传播！如果被诊断为结核病，必须马上接受治疗。在治疗期间，请遵循以下建议来帮助防止他人感染结核病：

（1）坚持完成治疗。

（2）咳嗽或打喷嚏时，要用纸巾捂住嘴，把纸巾封在塑料袋里，然后扔掉。咳嗽或打喷嚏后洗手。生殖器结核患者的阴道分泌物和月经血内可有结核分枝杆菌存在，应加强隔离，避免传染给接触者。

（3）不要和朋友相互拜访，不要乘坐公共交通工具。

（4）远离工作、学校或其他公共场所，保持空气流通。

如果是健康人，应避免在拥挤、封闭的环境中（例如诊所、医院或收容所等）与已知的结核病患者近距离接触或长时间接触。如果不可避免接触，请做好呼吸防护措施。此外，增强体质，做好卡介苗接种，积极防治肺结核、淋巴结结核和肠结核也十分必要。

6. 患生殖器结核的女性是否能怀孕

生殖器结核是导致不孕的主要原因之一。患生殖器结核的女性，即使经过规范的抗结核治疗，能够正常妊娠的机会也很小。因此，有生育要求的生殖器结核女性患者，可考虑辅助生殖技术。另外，结核病活动期的女性应避免妊娠，建议病情稳定至少 5 年再妊娠。

（胡倩 李叶）

第九章　子宫内膜异位症及子宫腺肌病

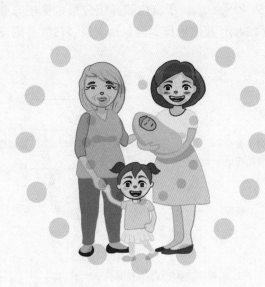

第一节　子宫内膜异位症

1. 什么是子宫内膜异位症

子宫内膜异位症是女性常见的健康问题。其名字来源于"子宫内膜"这个词，子宫内膜是位于子宫内壁的一层组织，当子宫内膜的组织生长在子宫以外的部位，即发生子宫内膜异位症。该疾病与雌激素密切相关，在生育年龄妇女中的发病率高达 10%~15%，不孕症妇女中更高达 40%~50%。子宫内膜异位症最常见于卵巢、输卵管、盆腔脏器和壁腹膜，其他生长部位包括阴道、宫颈、外阴、肠道、膀胱或直肠等。

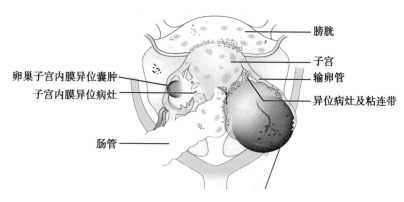

卵巢子宫内膜异位囊肿（巧克力囊肿）

2. 子宫内膜异位症有哪些症状

（1）疼痛是最常见的症状。患有子宫内膜异位症的女性可能会有许多不同类型的疼痛。典型症状为严重的痛经,同时随着时间的推移疼痛逐渐加重。疼痛多位于下腹及腰部,有时可放射至会阴部、肛门及大腿,常于月经来潮时出现,并持续整个经期。部分患者会有慢性盆腔痛,月经期加重,以及在性生活过程中或结束后的疼痛。这通常被描述为"深度"疼痛,不同于进入阴道时感觉到的疼痛。当然,也有的子宫内膜异位症患者并没有疼痛表现。

(2)15%~30% 的子宫内膜异位症患者会出现月经异常,包括经量增多、经期延长、月经淋漓不尽、月经间期出血等。如果这种情况经常发生,应该及时就诊。

(3)少数女性可能会出现月经期尿频、尿痛,甚至血尿;部分患者有肠道症状,包括排便疼痛、腹泻、便秘、腹胀或恶心,尤其是在月经期间。

(4)40% 的子宫内膜异位症患者会存在不孕问题,如果有妊娠计划,建议向专科医生咨询。

3. 子宫内膜异位症为什么会引起疼痛和健康问题

虽然子宫内膜异位症是一种良性疾病,但它却像肿瘤一样可以种植、侵犯到身体的各个部位。这种生长在子宫以外的子宫内膜组织就像正常内膜组织一样,会随着女性激素的周期性变化生长,在月经期间剥脱、出血。可是,它很难像正常子宫内膜那样被排出身体外,随着疾病进展,便会导致一系列问题。例如,当异位内膜组织阻塞输卵管或生长到卵巢中时,滞留在卵巢的血液会形成囊肿。反复出血所致的炎症会产生肿胀感,并形成瘢痕组织和瘢痕粘连,这会引起盆腔和腰腹部的疼痛,甚至导致不孕。如果异位的内膜组织侵犯了泌尿系统、肠道等,也会出现肾积水、腰痛、血尿以及消化系统症状。有意思的是,症状的严重程度并不一定与子宫内膜异位灶的数量相关。患有广泛播散性子宫内膜异位症或卵巢子宫内膜异位囊肿较大的女性可能症状并不明显,而异位灶较小的深部浸润型子宫内膜异位症患者可能会遭受严重的慢性疼痛。

4. 哪些人更容易患子宫内膜异位症

子宫内膜异位症可以发生在任何有月经的女性身上,但在30~40岁的女性中更为常见。如果有以下情况更容易患子宫内膜异位症:①晚育、未育;②初潮早,经量大,月经周期短(小于28天);③有罹患子宫内膜异位症的家庭成员(如母亲、姑姑、姐姐);④存在阻碍了正常经血排出体外的任何健康问题。

5. 为什么会患子宫内膜异位症

子宫内膜异位症发生的确切原因尚不明确,主要可能的因素包括:

(1)月经周期因素:经血逆流是子宫内膜异位症发生最可能的原因。经期内脱落的内膜组织通过输卵管流入盆腔,种植到卵巢和邻近的其他区域,如盆腔腹膜及器官等。

(2)遗传因素:子宫内膜异位症具有一定的家族聚集性,所以可能与基因遗传及表观遗传学异常有关。

(3)免疫系统因素:免疫调节异常可能无法发现并破坏子宫外生长的子宫内膜组织。某些自身免疫疾病和某些肿瘤患者罹患子宫内膜异位症的风险可能增加。

(4)激素因素:雌激素调控的异常会促进子宫内膜异位症的发展。

(5)手术因素:在进行剖宫产或子宫切除术的过程中,子宫内膜组织可能会意外遗落,进而造成如腹部切口或会阴切口子宫内膜异位症等情况。

6. 如何预防子宫内膜异位症

目前并没有预防子宫内膜异位症的有效方法,但可以通过注意以下几方面降低发病风险。

(1)如果患有引起经血潴留的疾病,如先天性梗阻性生殖道畸形和继发性宫颈粘连、阴道狭窄等,要及时治疗。

（2）年轻女性如果没有禁忌证，可以考虑采用口服短效避孕药、上曼月乐环作为避孕方式，因为这可以抑制排卵、促使异位子宫内膜萎缩。尽量避免多次进行人工流产等宫腔手术操作。

（3）定期锻炼（每周4小时以上），有规律的运动和少量的脂肪有助于减少体内循环的雌激素，这也有助于保持低比例的体脂。

（4）避免大量饮酒，酒精会提高雌激素水平，对于饮酒的女性，建议每天不要超过一杯。

（5）避免喝大量含咖啡因的饮料。研究表明，每天饮用一种以上含咖啡因的饮料，特别是苏打水和绿茶，可以提高雌激素水平。

7. 如何诊断子宫内膜异位症

如果有上述子宫内膜异位症的症状，特别是同时伴有患病的高危因素，请尽早去妇产科就诊。医生会仔细询问病史及症状，并采取下列一种或多种方法来确定您是否患有子宫内膜异位症。

（1）盆腔检查：医生会进行双合诊或三合诊检查，可能会触及子宫后倾、固定，直肠子宫陷凹、子宫骶韧带或子宫后壁下方可扪及触痛性结节，一侧或双侧附件处可触及囊实性包块，活动度差。如果子宫内膜异位症病灶较小可能很难发现异常。

（2）超声：医生或技术人员可能会将一个棒形扫描仪插入阴道（经阴道超声），或放在腹部表面扫描（腹部超声），这对卵巢子宫内膜异位症囊肿和膀胱、直肠内异症都有一定的诊断价值。

（3）盆腔磁共振成像（MRI）是另一种常见的诊断盆腔内异症影像学手段。对卵巢内膜异位囊肿、盆腔外内异症以及深部浸润病变的诊断和评估有意义。

（4）部分子宫内膜异位症患者血清 CA125 水平会升高，但一般为轻度升高，多低于 100IU/L，CA125 在其他疾病如卵巢癌、盆腔炎性疾病中也可以出现升高，因此不作为独立的诊断依据。

（5）腹腔镜检查是目前公认的子宫内膜异位症诊断的最佳方法。腹腔镜是一种手术技术，医生可以用它来检查患者盆腹腔区域是否存在异位的子宫内膜组织。有时医生仅仅通过肉眼观察病灶就可以诊断子宫内膜异位症。有时，他们需要取部分组织通过病理学检查，在显微镜下证实这一点。

(6) 其他：如果有必要，可能还需要采用静脉肾盂造影、膀胱镜、结肠镜等检查。

8. 如何治疗子宫内膜异位症

子宫内膜异位症贯穿了女性的一生，从青春期、生育期直至绝经后将持续几十年的时间。虽然该病难以彻底治愈，但可以治疗其相关的症状和问题。因此，对于不同人生阶段的女性，治疗方式的选择需要和医生具体讨论。

(1) 药物治疗

1) 药物治疗能够缓解疼痛，延缓子宫内膜异位症的发展。对于轻微腹痛或痛经，医生可能会建议服用非甾体抗炎药，比如布洛芬或吲哚美辛等。这类药物有一定的止痛效果，但不能阻止疾病进展。

2) 口服避孕药和孕激素是可以应用的一线药物，这类药物可以抑制排卵，使异位内膜萎缩、退化、坏死而达到治疗的目的。

3) 对于一部分患者，医生还可能会使用促性腺激素释放激素(GnRH)激动剂。这种药能导致卵巢分泌的性激素减少，造成体内低雌激素状态，进而抑制排卵、月经周期和子宫内膜异位症的发展。然而，该疗法会导致暂时的更年期症状，长期应用需要适量补充雌激素预防骨质丢失和相关血管症状的发生；但只要患者停止用药，月经周期就会恢复，同时有疾病复发的风险。

如果患者存在生育问题，可能需要考虑辅助生殖技术的帮助。需要注意的是，每种药物都有各自的特点、不同的适应人群和副反应。因此，结合自身的具体情况与您的主治医生讨论药物选择很有必要。此外，由于子宫内膜异位症疾病的迁延性，需要长期服用才能保证效果的持续性，因此需要定期评估患者健康状况，以决定是否可以继续用药或需要换药。

(2) 手术治疗：当激素治疗不能缓解症状、生育功能不能恢复或者患者有较大的卵巢内膜异位囊肿时，通常需要手术。腹腔镜手术是首选的手术方法。在手术过程中,外科医生可以确定子宫内膜异位症的部位,然后切除病灶,对于子宫、卵巢和输卵管的处理会根据患者的年龄和生育要求等情况具体分析。手术后,通常仍需要药物治疗。

(3)其他:一些研究报告显示,针灸、脊椎指压疗法、中草药或硫胺素(维生素 B_1)、镁或 ω-3 脂肪酸等补充对缓解疼痛有一定疗效。放置曼月乐环,对子宫内膜异位症的长期治疗不但有良好的治疗作用,还兼顾避孕作用。需要特别注意的是,无论经过何种治疗,子宫内膜异位症均存在复发的可能,因此,需要定期去医院复诊,如果有任何新发状况,应及时诊治。

9. 绝经后子宫内膜异位症会消失吗

对绝经女性来说,当身体停止分泌雌激素时,子宫内膜异位病灶就会缓慢萎缩,所以绝经后患者的症状会得到改善甚至消失。但这部分女性仍需要关注与子宫内膜异位症相关的肿瘤,特别是警惕子宫内膜异位症恶变的风险。关注身体的变化,定期到医院检查非常必要。此外,对有意愿采取激素替代治疗的子宫内膜异位症绝经女性,需要和医生讨论合适的治疗方案。

10. 子宫内膜异位症会癌变吗

子宫内膜异位症与恶性肿瘤具有类似的生物学行为,有 0.5%~1% 的子宫内膜异位症会发生恶变,成为肿瘤。因此,如果您已被诊断为子宫内膜异位症,应对此予以高度重视。子宫内膜异位症的恶变主要发生在卵巢,其他部位少见。如果出现以下情况应警惕恶变的可能:①绝经后子宫内膜异位症患者出现复发,或疼痛节律改变;②卵巢囊肿直径>10cm,或有明显增大的趋势;③影像学检查有恶性征象;④血清 CA125 过高(>200IU/L)。对于恶变的子宫内膜异位症,治疗手段与恶性肿瘤相同,预后主要取决于恶变的类型,总的来说,其预后一般比非子宫内膜异位症恶变的卵巢癌好。

第二节　子宫腺肌病

1. 什么是子宫腺肌病 / 子宫腺肌瘤

子宫腺肌病 / 子宫腺肌瘤是子宫内膜生长到了子宫肌壁(子宫肌层),在每个月经周期中,这种肌壁间的异位内膜组织会继续生长、增殖、脱落和出血,进而导致子宫增大、经量增多和痛经等症状。虽然子宫腺肌病是一种良性的病变,不会造成生命危险,但与之相关的临床问题却极大地影响女性的健康和生活质量。约 15% 的子宫腺肌病同时合并子宫内膜异位症,约半数合并子宫肌瘤。

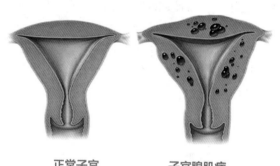

正常子宫　　　　子宫腺肌病

2. 哪些人容易得子宫腺肌病 / 子宫腺肌瘤

子宫腺肌病 / 子宫腺肌瘤多发生于 30~50 岁经产妇。既往有过子宫手术史,如剖宫产、人工流产、刮宫术或子宫肌瘤切除的女性患子宫腺肌病的风险增高。多次妊娠及分娩、慢性子宫内膜炎等造成子宫内膜基底层损伤,与腺肌病发病密切相关。虽然子宫腺肌病的病因尚不清楚,但研究表明,遗传、高水平的雌激素、孕激素刺激和病毒感染可能会促进疾病的发生。

3. 子宫腺肌病 / 子宫腺肌瘤的症状有哪些

大约三分之一的女性没有任何症状。最常见的症状是月经量过多、经期延长和越来越严重的痛经症状。很多女性在月经前 1 周就开始下腹痛，直至月经结束。部分女性下腹痛并无规律，也可能会有性交疼痛或排便疼痛的情况。这种周而复始的不适感，会影响女性身心健康、人际关系和工作生活等各个方面。但绝经之后这些症状就会缓解消失。子宫腺肌病不但可能降低怀孕的机会，而且可能会增加流产或早产的风险。

4. 如何诊断子宫腺肌病

患有子宫腺肌病 / 子宫腺肌瘤的女性症状缺乏特异性，有些女性根本没有症状，因此单从病史和症状判断，对于该病的诊断可能需要很长时间。医生除了询问病史和症状，还会进行盆腔检查：触诊可能会发现子宫均匀增大或局限性隆起、质硬甚至有压痛。经阴道超声利用声波产生盆腔器官的图像，可以显示子宫肌层增厚，提高对子宫腺肌病的诊断效率。如果超声扫描不能清楚显示是否患子宫腺肌病，可能需要进行磁共振成像（MRI）扫描。然而，确诊子宫腺肌病的唯一方法仍是进行子宫切除术后的活体组织病理学检查。

5. 如何治疗子宫腺肌病

子宫腺肌病的治疗方法取决于年龄、症状的严重程度以及是否已经完成生育。手术治疗可分为：子宫腺肌病病灶切除术、全子宫切除术。目前并无根治性的有效药物，药物治疗更多是缓解疼痛、改善月经异常等症状，激素类药物包括口服短效避孕药、孕激素、促性腺激素释放激素（GnRHa）或曼月乐环（左炔诺孕酮宫内缓释系统）等都可以缓解症状、控制疾病进

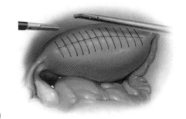

子宫腺肌病病灶切除术

展。对疼痛症状较轻的女性,布洛芬或萘普生等非甾体抗炎药可用于缓解症状。氨甲环酸等止血药有助于减少月经期出血量。曼月乐环可通过局部高浓度的左炔诺孕酮促使内膜萎缩,使月经量减少、缓解痛经。子宫内膜去除、子宫动脉栓塞以及近年兴起的磁共振监测高强度聚焦超声技术(磁波)也是可以选择的治疗方法。也有研究显示,瑜伽、冥想和经皮神经电刺激治疗可能有助于减轻患者疼痛的症状。然而,目前子宫切除术仍是根治该病的唯一有效手段。

6. 子宫腺肌病 / 子宫腺肌瘤会癌变吗

子宫腺肌病 / 子宫腺肌瘤一般被认为是一种良性疾病,不具备直接恶变的能力。然而,虽然极为罕见,仍有病例报道显示,子宫腺肌病 / 子宫腺肌瘤可以发生恶性转化,即癌变,因此需要定期复查。如疼痛节律改变,影像学检查(如磁共振)有恶性征象,血清 CA125 水平不断升高,应警惕恶变并尽早向医生咨询。

(胡倩 李叶)

第十章　女性常见内分泌疾病

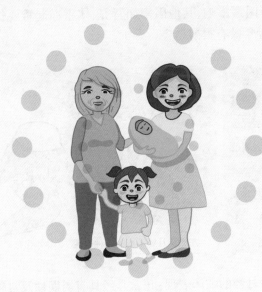

第一节　异常子宫出血

1. 什么是月经及月经期，什么是正常的月经

（1）月经是生育期妇女重要的生理现象，是伴随卵巢周期性变化而出现的子宫内膜周期性脱落及出血。月经第一次来潮称月经初潮。月经初潮年龄多在 13~14 岁之间，但可能早在 11 岁或迟至 16 岁。16 岁以后月经尚未来潮者应当引起临床重视。月经初潮早晚主要受遗传因素影响，其他因素如营养、体重亦起重要作用。近年来，月经初潮年龄有提前趋势。

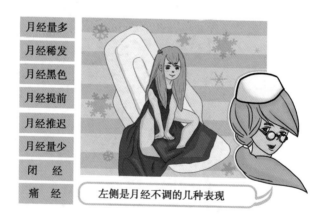

月经量多
月经稀发
月经黑色
月经提前
月经推迟
月经量少
闭　经
痛　经

左侧是月经不调的几种表现

（2）正常月经的临床表现：正常月经具有周期性及自限性。出血的第 1 天为月经周期的开始，两次月经第 1 天的间隔时间称一个月经周期（menstrual cycle），一般为 21~35 天，平均 28 天。每次月经持续时间称经期，一般为 2~8 天，平均 4~6 天。经量为一次月经的总失

血量,正常月经量为 20~60ml,超过 80ml 为月经过多。一般月经期无特殊症状,但经期由于盆腔充血以及前列腺素的作用,有些妇女出现下腹及腰骶部下坠不适或子宫收缩痛,并可出现腹泻等胃肠功能紊乱症状。少数患者可有头痛及轻度神经系统不稳定症状。

2. 什么是异常子宫出血

异常子宫出血是妇科常见的症状和体征,指与正常月经的周期频率、规律性、经期长度、经期出血量中的任何一项不符,源自子宫腔的异常出血。仅限定于生育期非妊娠妇女,需要排除妊娠和产褥期相关出血。根据出血时间,异常子宫出血可分为经间期出血、不规则子宫出血、突破性出血。根据发病急缓,异常子宫出血可分为慢性和急性两类:①慢性异常子宫出血:近 6 个月内至少出现 3 次子宫出血,无需紧急临床处理、但需进行规范诊疗的异常子宫出血;②急性异常子宫出血:发生了严重的大出血,需要紧急处理以防进一步失血的异常子宫出血,可见于有或无慢性异常子宫出血史者。

3. 异常子宫出血的病因有哪些

异常子宫出血的病因包括:①子宫内膜息肉;②子宫腺肌病;③子宫肌瘤;④子宫内膜恶变和不典型增生;⑤全身凝血功能障碍;⑥排卵障碍;⑦子宫内膜局部异常;⑧医源性。

4. 什么是子宫内膜息肉,如何诊断和治疗

异常子宫出血病因中 21%~39% 为子宫内膜息肉。子宫内膜息肉是局灶性的子宫内膜过度增生,可单发或多发,发生机制尚不清楚,可能与激素水平、基因突变、细胞死亡、炎症刺激等有关。中年后、肥胖、高血压、使用他莫昔芬(又称三苯氧胺)的妇女容易出现。临床上 70%~90% 的子宫内膜息肉有异常子宫出血,表现为经间出血、月经过多、不规则出血、不孕。少数(0~12.9%)会有腺体的不典型增生或恶变;息肉体积大、高血压是恶变的危险因素。通常可经盆腔 B 超检查发现,最佳检查时间为周期第 10 天之前;确诊后需要在宫

腔镜下摘除并行病理检查。对体积较大、有症状的息肉,推荐宫腔镜下摘除及刮宫。对已完成生育或近期不愿生育者可考虑使用曼月乐环以减少复发风险;对于多次复发且无生育要求者,建议行子宫内膜切除术。对恶变风险大者可考虑子宫切除术。

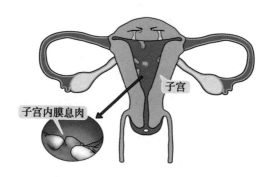

5. 什么是子宫内膜恶变和不典型增生,如何诊断和治疗

(1)子宫内膜不典型增生和恶变,是异常子宫出血少见却重要的病因。子宫内膜不典型增生是癌前病变,已明确为单一雌激素对子宫内膜长期持续性刺激所致,常见于多囊卵巢综合征、肥胖、使用他莫昔芬的患者,偶见于有排卵而黄体功能不足者。临床主要表现为月经量增多、月经间期出血、不规则子宫出血,可与月经稀发交替发生。少数为经间出血,患者常伴不孕。确诊需行子宫内膜活检病理检查。对于年龄 ≥45 岁、长期不规则子宫出血、有子宫内膜癌高危因素(高血压、肥胖、糖尿病等)、B 超提示子宫内膜过度增厚回声不均匀、药物治疗效果不显著者应行诊刮并行病理检查,有条件者首选宫腔镜直视下活检。

(2)子宫内膜不典型增生的处理,应根据内膜病变轻重、患者年龄及有无生育要求选择不同的治疗方案。对诊断性刮宫病理诊断为子宫内膜不典型增生的年轻、有生育要求的患者,经全面评估和充分咨询后可采用全周期连续高效合成孕激素,行子宫内膜萎缩治疗。主要药物为孕激素:醋酸甲羟孕酮 200~600mg/d,醋酸甲地孕酮 80~160mg/d,连续用 3 个月后行再行诊断性刮宫,以达到病理标本全面取样的目的。如内膜病变未逆转，应继续增加剂量，3~6 个月后再复查。如果子宫内膜不典型增生消失，则停用孕激素后积极给予辅助生殖技术治疗。在使用孕激素的同时，应对子宫内膜增生的高危因素（如肥胖、胰岛素抵抗）同时治疗。孕激素治疗一般 12 周起效，7~9 个月未逆转考虑治疗失败。如治疗后病变持续不缓解或进展，应及时手术治疗。对于年龄>40 岁、无生育要求、症状重、年龄大、存在高危因素、药物治疗无效，尤其是不典型子宫内膜增生的患者，可选择手术治疗切除子宫。术中可进行快速冰冻病理检查，以排查是否同时存在癌变，并注意有无癌细胞肌层浸润的情况，选择恰当的手术范围。

6. 全身凝血障碍也会造成异常子宫出血吗

（1）全身凝血障碍性疾病会造成异常子宫出血，包括再生障碍性贫血、各类型白血病、各种凝血因子异常、各种原因造成的血小板减少等全身性凝血机制异常。有报道，月经过多的妇女中约 13% 有全身性凝血异常。凝血功能异常的表现除月经过多外，也可有经间期出血和经期延长等。有些育龄期妇女由于血栓性疾病、肾透析或放置心脏支架后必须终身抗凝治疗，可能导致月经过多。月经过多患者须筛查潜在的凝血异常线索，以下 3 项中任何 1 项阳性提示可能存在凝血异常，应咨询血液病专家，包括：①初潮起月经过多；②既往有出血病史，包括产后出血、外科手术后出血或与牙科操作相关的出血；③下述症状中具备两条或以上：每月 1~2 次瘀伤、每月 1~2 次鼻出血、经常牙龈出血、有出血倾向家族史。满足①、②、③中任何一项即为筛查阳性，应进一步评估，包括请血液科会诊和 / 或进行血管性血友病因子和瑞斯托霉素辅因子的检测。

（2）基本检查包括全血细胞计数、血小板检查、凝血酶原时间、部分促凝血酶原时间、纤维蛋白原或凝血酶原时间（可选）。如果这些实验结果异常，必须对患者进行更彻底的潜在性出血性疾病评估，如血管性血友病（女性中最常见的遗传性出血性疾病）。

（3）治疗应与血液科和其他相关科室共同协商，原则上应以血液科治疗措施为主,妇科协助控制月经出血。妇科首选药物治疗,主要措施为大剂量高效合成孕激素子宫内膜萎缩治疗,酌情可加用丙酸睾酮减轻盆腔器官充血。氨甲环酸、短效口服避孕药也可能有帮助。药物治疗失败或原发病无治愈可能时,可考虑在血液科控制病情、改善全身状况后行手术治疗。手术治疗包括子宫内膜切除术和子宫全切除术。

7. 什么是排卵障碍,如何诊断和治疗

(1)排卵障碍包括稀发排卵、无排卵及黄体功能不足,主要是下丘脑 - 垂体 - 卵巢轴功能异常引起,常见于青春期、绝经过渡期,生育期也可因多囊卵巢综合征、肥胖、高催乳素血症、甲状腺疾病等引起。

(2)无排卵型子宫异常出血,大多发生于青春期和围绝经期。青春期因下丘脑 - 垂体 - 卵巢轴发育不完善导致无周期性排卵。大约20% 无排卵型子宫异常出血发生在青春期,女孩初潮后第一年,55%的月经周期是无排卵的,超过 1/3 的青春期女孩在初潮的第五年仍然无排卵。绝经过渡期卵巢功能下降而导致无周期性排卵。大约1/2 的无排卵型子宫异常出血发生在中年女性(45~50 岁)。当女性进入围绝经期,月经周期通常开始发生变化,由于卵泡数量减少,月经周期开始缩短,卵巢功能逐渐下降直至衰竭,卵泡不能正常发育而导致无排卵,同时促卵泡激素(FSH)开始升高。无论青春期还是绝经过渡期无排卵型子宫异常出血的临床表现均为出血失去规律性(周期性),间隔时长时短,出血量不能预计,一般出血时间长,不易自止。出血频繁或出血多者可发生严重贫血甚至休克。无排卵型子宫异常出血,雌激素长期过度刺激,无有效孕激素对抗,可引起子宫血管增多。因为没有孕激素稳定和分化内膜,内膜脆性增加,容易发生不规则脱落出血。

(3)诊断排卵最常用的手段是基础体温测定(BBT)、在下次月经前 5~9 天(相当于黄体中期)进行血孕酮水平测定。同时应在早卵泡期测定血黄体生成素(LH)、FSH、催乳素(PRL)、雌二醇(E_2)、睾酮(T)、促甲状腺素(TSH)水平,以了解无排卵的病因。

(4)治疗原则是出血期止血并纠正贫血,血止后再调整周期,预防子宫内膜增生和异常子宫出血(AUB)的复发,有生育要求者给予促排卵治疗。

1)止血方法:包括孕激素子宫内膜脱落法、大剂量雌激素内膜修复法、短效口服避孕药或高效合成孕激素内膜萎缩法和诊断性刮宫。

2)辅助止血药物:如氨甲环酸等。根据患者年龄、血红蛋白水平、婚育史、合并疾病情况选择治疗方法。

3)调整月经周期方法:主要是后半期孕激素治疗,青春期及生育年龄患者宜选用天然或接近天然的孕激素(如地屈孕酮),每周期中应用10~14天,最少3个周期,有利于卵巢轴功能的建立或恢复。短效口服避孕药(OC)主要适合于有避孕要求的妇女。对已完成生育或近1年无生育计划者,可放置曼月乐环,持续有效减少无排卵患者的出血量,预防子宫内膜增生。已完成生育、药物治疗无效或有禁忌证的患者,可考虑子宫内膜切除术或切除子宫。

4)促排卵治疗:适用于有生育要求的无排卵患者,可同时纠正异常子宫出血,具体促排卵方法取决于无排卵的病因。

8. 还有哪些原因可以造成异常子宫出血

子宫内膜局部异常,如子宫内膜炎症、感染、炎性反应异常和子宫内膜血管生成异常等,也可造成异常子宫出血。可以通过进一步的影像学检查(B超)、宫腔镜、诊断性刮宫及病理学检查而进一步明确。对于无生育要求者,可以考虑药物治疗、放置曼月乐环或保守性手术如子宫内膜切除术;如以上药物及保守治疗无效,长期影响患者生活质量,可考虑行全子宫切除术。

9. 什么是医源性异常子宫出血,如何诊断和治疗

医源性异常子宫出血,是指使用外源性性激素、可能含雌激素的中药保健品或放置宫内节育器,或由全身性或局部用药等医源性因素引起的异常出血。出血的原因可能与所用的雌激素、孕激素比例不当有关。避孕药的漏服可引起撤退性出血。放置宫内节育器引

起经期延长可能与局部前列腺素生成过多或纤溶亢进有关。首次应用曼月乐环或皮下埋置剂的妇女,6个月内也常会发生突破性出血。使用利福平、抗惊厥药及抗生素等也易导致异常出血的发生。可以针对以上病因治疗,必要时应用宫腔镜检查,排除其他病因。

10. 还有什么其他类型的异常子宫出血

异常子宫出血的其他罕见原因包括:动静脉畸形、剖宫产术后子宫瘢痕缺损、子宫肌层肥大、慢性子宫内膜炎等。

(1)动静脉畸形:动静脉畸形所致异常子宫出血(AUB)的病因有先天性或获得性(子宫创伤、剖宫产术后等)病因,多表现为突然出现的子宫大量出血。诊断首选经阴道多普勒超声检查,子宫血管造影检查可确诊,其他辅助诊断方法包括盆腔CT及磁共振(MRI)检查。治疗上,对有生育要求的患者,出血量不多时,可采用口服避孕药或期待疗法;对于出血严重的患者,首先维持生命体征平稳,尽早采用选择性子宫动脉血管介入栓塞术(有报道显示术后妊娠率较低)。对无生育要求者,可采用子宫切除术。

(2)剖宫产术后切口瘢痕缺损,即子宫瘢痕憩室,异常子宫出血的发生率也相对较高。剖宫产术后切口瘢痕缺损国外发生率为4%~9%,在剖宫产术后行子宫输卵管造影的患者中,60%在剖宫产切口部位存在缺陷;54%憩室位于子宫腔下段,36%位于宫颈峡部。剖宫产术后子宫瘢痕缺损所致异常子宫出血的高危因素包括:剖宫产切口位置不当、子宫下段形成前行剖宫产手术及手术操作不当等。近一半剖宫产切口憩室患者有异常子宫出血,表现为:经期延长,经间期出血,经后淋漓出血。由于峡部膨出的存在,血液积聚在壁龛中,从宫腔流出的月经血可能减慢。推荐的诊断方法为经阴道超声检查或宫腔镜检查。治疗上,对无生育要求者使用短效口服避孕药治疗,可缩短出血时间;药物治疗效果不佳时,可考虑手术治疗。对于有生育要求者,孕前应充分告知有妊娠期子宫破裂风险。手术治疗包括宫腔镜下、腹腔镜下、开腹或经阴道的剖宫产子宫切口憩室及周围瘢痕切除和修补术。

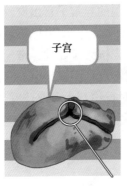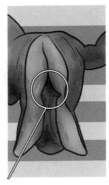

子宫切口瘢痕憩室

11. 更年期排卵障碍异常子宫出血能用短效避孕药治疗吗

复方短效口服避孕药是含高效雌、孕激素的复方制剂,但以孕激素活性为主。对于更年期无排卵性异常子宫出血患者,如果出血比较多,一般情况比较差,排除血栓、心血管高危因素,不吸烟者,可以用避孕药止血,甚至调整月经周期。但避孕药长期用于>40岁者有导致血栓的风险,但用于无排卵性异常子宫出血第一步止血治疗中,因为用药时间短,效果比较好,对于出血多患者,在排除了高危因素后可使用复方短效口服避孕药。

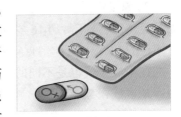

口服避孕药物

12. 带环两三年后不规则出血先取环还是先按异常子宫出血治疗

2011年FIGO异常子宫出血的分类中,医源性的异常子宫出血(AUB-I)包括了上环以后出血,放置宫内节育环导致的经期延长,可能与局部的前列腺素生成过多或局部纤溶亢进有关。所以对于上环以后出现的不规则出血暂不建议先取环,可首选抗纤溶药物治疗。

但这往往是针对刚上环的患者出现的异常子宫出血。上环数年后出现的异常子宫出血,首先要排除器质性病变,考虑不规则出血为排卵障碍的异常子宫出血(AUB-O)。先按无排卵性异常子宫出血的方案治疗,如果治疗效果好,那就表明不规则阴道出血和宫内环关系不密切。如果效果不佳,建议取环同时行诊刮术。取环后月经紊乱,仍需要治疗并调整月经周期。

第二节 闭 经

1. 什么是闭经,需要治疗吗

闭经是指不来月经,很多疾病都可能引起闭经。闭经可分为生理性闭经和病理性闭经。生理性闭经包括妊娠、哺乳、青春期前及绝经后的月经不来潮。病理性闭经分为原发性闭经及继发性闭经。

(1)原发性闭经:指女性年龄超过14岁、无第二性征发育,且从无月经来潮;或年龄超16岁、第二性征已发育,但仍无月经来潮,约占闭经的5%。初潮年龄近年来明显提前,原发性闭经定义中的年龄标准在不同年代也是不同的。最合理的原发性闭经定义,应该是按照本地区或民族流行病学调查出的现阶段女性初潮年龄的95%置信区间计算。原发性闭经常见于与遗传异常有关的性腺发育不全和性发育异常。其诊断要点是对第二性征和解剖异常的体检,对于第二性征异常或高促性腺激素者应做染色体检查。

(2)继发性闭经:指曾有月经来潮,但已持续6个月以上不来月经。原因包括多囊卵巢综合征、下丘脑性闭经、高泌乳素血症以及卵巢功能衰退,其他原因所致闭经在临床上相对少见。

(3)原发闭经和继发闭经的病因在很大程度上是交叉的,原发和继发闭经不是两类完全不同的疾病群。比如结核分枝杆菌破坏子宫内膜,可以发生在月经初潮之后,也可以发生在月经初潮之前,前者就是继发性闭经,后者即为原发性闭经;高泌乳素血症也是类似,幼年时即发生就会表现为原发性闭经。因此所有闭经患者均应该按照标准程序进行鉴别诊断。

2. 闭经的分类有哪些

从上到下分为下丘脑性闭经、垂体性闭经、卵巢性闭经、子宫性闭经及下生殖道发育异常性闭经。

3. 什么是下生殖道发育异常性闭经

下生殖道发育异常性闭经属于隐性闭经,指每个月子宫内膜有周期性变化及剥脱形成月经,但因下生殖道发育异常使经血无法流出体外。临床上常见的是处女膜闭锁、阴道闭锁、宫颈管粘连、阴道横隔等情况。该类闭经患者激素水平是正常的,有子宫,多表现为青春期后出现逐渐加剧的周期性下腹痛,常合并盆腔包块。

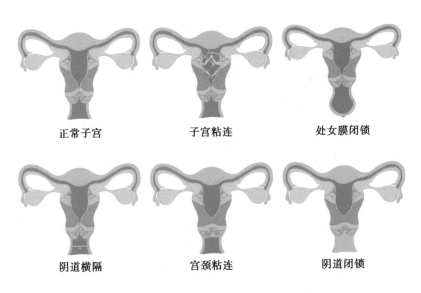

正常子宫　　　　　子宫粘连　　　　　处女膜闭锁

阴道横隔　　　　　宫颈粘连　　　　　阴道闭锁

4. 什么是子宫性闭经

子宫性闭经分为先天性和获得性两种。子宫性闭经患者的病变位于子宫,可能是没有子宫,也可能是有子宫但子宫内膜没有功能。其下丘脑、垂体、卵巢功能正常,所以体内性激素水平是正常的;但因为子宫本身或子宫内膜出现问题而导致无月经产生,所以无周期性下腹痛症状。同时,可能有解剖异常情况存在,常伴有泌尿道畸形。此外,继发性子宫闭经 - 子宫内膜损伤和宫腔粘连,一般发生在反复人工流产术后或刮宫、宫腔感染或放疗后;子宫内膜结核也可使宫腔粘连变形、缩小,最后形成瘢痕组织而引起闭经;宫腔粘连时可因子宫内膜无反应及子宫内膜破坏引起闭经。

5. 什么是下丘脑性闭经

下丘脑性闭经是由中枢神经系统包括下丘脑的各种功能和器质性疾病引起的闭经。此类闭经的特点是下丘脑合成和分泌促性腺激素释放激素功能缺陷、失调或抑制,临床上按病因可分为功能性、基因缺陷或器质性和药物性 3 大类。

6. 什么是功能性下丘脑性闭经

功能性下丘脑性闭经由各类应激因素抑制下丘脑激素分泌所致,及时治疗可逆转,可分为应激性闭经、运动性闭经、营养相关性闭经。

(1)应激性闭经:精神打击、环境改变等可引起内源性阿片类物质、多巴胺和促肾上腺皮质激素释放激素水平应激性升高,从而抑制下丘脑促性腺激素的分泌,使排卵功能发生障碍而致闭经。这种情况实际上非常常见,各种情绪的波动,包括吵架、纠纷和不愉快事件等,甚至搬家或更换工作单位,均有发生闭经的情况出现。

(2)运动性闭经:运动员,包括芭蕾舞演员,在持续剧烈运动后可出现闭经。与患者的心理、应激反应程度及体脂下降有关。若体重减轻 10%~15%,或体脂丢失 30% 时将出现闭经。但往往运动员并不是营养不良的状态,目前认为,运动性闭经的主要机制是不分昼夜的高强度活动使得生物钟受到极大干扰,从而导致闭经,这是与营养不良性闭经的本质区别。

（3）营养相关性闭经：慢性消耗性疾病、肠道疾病、营养不良以及神经性厌食症，致使体重急剧下降，最终导致下丘脑多种神经内分泌激素分泌水平降低，引起垂体多种促激素包括黄体生成素（LH）、促卵泡激素（FSH）、促肾上腺皮质激素（ACTH）等分泌水平下降，为低促性腺激素性闭经。究其机制，除了极度营养不良外，这一类人往往有很大的心理障碍，神经性厌食实际上是强迫症的一种表现，也属于抑郁范畴。

7. 什么是垂体性闭经

由于垂体病变或损伤导致促性腺激素分泌降低而引起的闭经。如垂体肿瘤，空蝶鞍综合征（蝶鞍膈先天性发育不全或肿瘤及手术破坏蝶鞍膈），先天性垂体病变，西恩氏综合征（产后出血和休克导致的腺垂体急性梗死和坏死，可引起腺垂体功能低下），手术或放疗等，而导致垂体受损。

8. 什么是卵巢性闭经

由于卵巢本身原因引起的闭经，如先天性性腺发育不全，卵巢抵抗综合征，原发性卵巢功能不全等。

9. 还有什么原因可造成闭经

（1）器质性闭经：包括下丘脑、垂体的肿瘤，炎症、创伤、化疗等原因。

（2）药物性闭经：长期使用抑制中枢或下丘脑、垂体的药物，如抗精神病物、抗抑郁药物、避孕药、甲氧氯普胺和阿片类药物等而致闭经；药物性闭经是可逆的，一般停药后均可恢复月经。

（3）多囊卵巢综合征（PCOS）：目前病因未明，是以性腺轴功能失调为主的全身性神经 - 内分泌 - 代谢失调异质性综合征。以雄激素升高、稀发排卵或无排卵及卵巢多囊性改变为基本特征。PCOS 患者的月经异常有多种，可以表现为月经稀发，也可以表现为闭经。

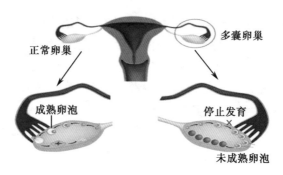

正常卵巢　多囊卵巢

成熟卵泡　停止发育

未成熟卵泡

正常卵巢与多囊卵巢

（4）高催乳素血症：催乳素高可影响下丘脑 - 垂体 - 卵巢（HPO）轴的功能，抑制下丘脑促性腺激素释放激素（Gonadotropin-releasing hormone，GnRH）及垂体 FSH、LH 激素的脉冲式分泌，并且可以直接抑制卵泡发育，导致排卵障碍，影响卵巢合成雌激素及孕激素，临床上表现为月经稀发或闭经，闭经与溢乳的表现被称为闭经 - 溢乳综合征。

（5）甲状腺功能紊乱：常见的甲状腺疾病为桥本病及毒性弥漫性甲状腺肿（Graves 病）。常因自身免疫抗体引起甲状腺功能减退或亢进，并抑制下丘脑 GnRH 激素的分泌而引起闭经；也可因抗体的交叉免疫破坏卵巢组织而引起闭经。

（6）肾上腺功能紊乱：下丘脑 - 垂体 - 肾上腺（HPA）轴功能与下丘脑 - 垂体 - 卵巢（HPO）轴关系密切，下丘脑和垂体是其共同的协调中心，并且肾上腺激素与卵巢激素功能之间有一定的交叉。当肾上腺功能紊乱时，会明显影响排卵，从而引起月经失调或闭经。

10. 闭经诊断中相关的激素检测有哪些

（1）依据月经史判断是原发性闭经还是继发性闭经。

（2）需排除妊娠、哺乳、绝经、肿瘤放化疗、特殊药物治疗、心理压力、体重急剧变化、过强运动等。

（3）激素测定：性激素六项：促卵泡激素（FSH）、黄体生成素（LH）的水平，可以很容易区分卵巢性闭经和其他闭经。正常育龄期女性，FSH 应在 10U/L 以下。FSH>40U/L（相隔 1 个月，两次以上测定），提示卵巢功能衰竭。FSH>25U/L,提示卵巢功能减退。FSH升高结合雌激素、孕激素浓度降低,更支持卵巢功能不正常或衰竭的诊断。若睾酮轻度升高,提示有多囊卵巢综合征。此外测定的激素包括血胎盘催乳素、甲状腺功能测定、胰岛素、雄激素(睾酮、硫酸脱氢表雄酮)、孕酮和17α-羟孕酮等。

11. 出现闭经如何治疗

(1)治疗之前首先要明确患者体内缺乏什么,对缺乏的激素予以补充,不缺乏的则无需补充,明确这一点后制定对应的治疗策略,包括针对主要病因的特异性治疗(去除诱因、给予药物或手术治疗)。

(2)激素补充治疗:用以促进、维持第二性征发育,并减轻症状。

(3)针对疾病病理生理紊乱的内分泌治疗,以及对有生育要求并适合生育的患者,解决生育问题的促排卵治疗。这里需要指出的是,单用孕激素试验能来月经时,用口服促排卵药才会有用,如果单用孕激素试验无法来月经,用人工周期才能来月经,用口服促排卵药是没有作用的。

(4)下生殖道梗阻的患者以手术治疗为主。子宫内膜损伤的患者,若宫腔粘连,可在宫腔镜下行宫腔粘连松解术,术后给予雌激素等药物预防粘连处理。

(5)运动性闭经或过度节食的闭经患者,要针对病因,适当减少运动量、加强营养、保持标准体重,必要时进行心理治疗帮助其恢复月经。

(6)若闭经3个月以上,孕激素试验无撤退性出血的患者可给予人工周期(芬吗通)治疗,避免子宫萎缩及骨量丢失过度。

(7)对于高泌乳素血症患者,给予溴隐亭治疗。

(8)多囊卵巢综合征:首先要强调生活方式的调整,重视饮食控制,增强体育锻炼,合理降低体重;兼以调整月经、纠正高雄激素血症及改善高雄激素的临床表现(痤疮和多毛);治疗胰岛素抵抗;对于有生育要求者给予促排卵治疗。同时,要预防远期并发症的发生,如糖尿病、心血管疾病及子宫内膜癌。

（9）神经性厌食：常见于少女，可能是生物、社会与精神等多种因素所致。因此，对于该类患者的治疗，除了妇科内分泌治疗外，还需营养科、内分泌科、精神心理科等多科室的协助。治疗上要逐渐促进饮食，由少至多，若短时间给予过多食物，会造成转氨酶的突然升高，电解质失去平衡，严重者可导致死亡。若合并有抑郁症，应使用抗抑郁药，剂量应大于一般抗抑郁治疗。临床上常用人工周期来调经，如芬吗通 2/10 的连续序贯治疗。如果患者有生育要求，可再给予诱发卵泡发育与排卵治疗。

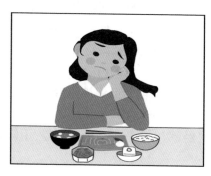

神经性厌食

（10）青春期低雌激素状态：在青春期，骨量峰值正在形成，各生殖器官均需雌激素维持。青春期闭经患者低雌激素状态常持续较长时间，若为卵巢早衰则闭经基本是不可逆的。缺乏雌激素的时间越长，处于低生活质量状态的时间越长。所以对于青春期低雌激素状态的患者更需要进行激素治疗。在治疗过程中要兼顾身高的考虑，通常在身高达到预期后再开始雌激素治疗。

12. 短期内快速减肥导致闭经的原因及如何治疗

中国大陆地区 18 岁以上成人正常的 BMI 为 18.5~23.9kg/m²。当体重太轻时，患者处于应激状态，此时可以促使下丘脑 - 垂体 - 肾上腺轴功能活跃，导致高皮质醇血症，同时升高的促肾上腺皮质激素释放激素可直接抑制促性腺激素释放激素（GnRH）的释放，导致月经紊乱或闭经。体重太轻对性腺轴的影响由轻到重是：黄体功能不足、稀发排卵、无排卵、低促性腺激素性闭经，即下丘脑性闭经 - 神经性厌食，这时 FSH、LH、E_2 都非常低了。一般来说脂肪对月经的影响是非常重要的，身体脂肪含量小于 17% 就不能来月经，小于 22% 就不能维持正常月经。目前治疗方案：①增重，这是根本。②此类患者多为 Ⅱ 型排卵障碍导致缺乏孕激素，所以定期补充孕激素或使用复方短效避孕药调整月经周期，保护子宫内膜即可。

第三节 多囊卵巢综合征

1. 什么是多囊卵巢综合征

多囊卵巢综合征（PCOS）是以稀发排卵或无排卵、高雄激素或胰岛素抵抗为特征的内分泌紊乱综合征，是育龄妇女最常见的内分泌紊乱性疾病。中国 2013 年大型流行病学调查数据显示，PCOS 在生育年龄妇女中占 5.6%，在无排卵性不孕的女性中占 75%，所以不孕是 PCOS 特别突出的问题。

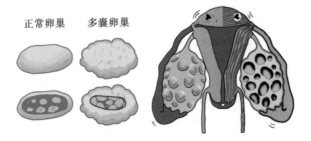

多囊性卵巢
两边卵巢长出许多小囊（内含有卵子），这些小囊大小为 2~8mm，数目每边卵巢12个以上

正常卵巢　　多囊卵巢

2. 多囊卵巢综合征病因是什么

（1）多囊卵巢综合征（PCOS）的发病机制非常复杂，主要以性腺轴失调为主（无排卵），包括全身性原因，神经 - 内分泌 - 代谢失调，还有一些相关因素（如基因突变、环境、生活方式、体重增加、情绪波动等）都会导致 PCOS 的发生。

（2）多囊卵巢综合征（PCOS）确切病因还不清楚，主要考虑以下两个方面：遗传因素和环境因素。①遗传因素：多囊卵巢综合征（PCOS）具有家族聚集倾向，被推测是一种多基因病，目前候选基因研究涉及胰岛素作用相关基因、高雄激素相关基因和慢性炎症因子。但到现在为止并未发现任何一个基因与 PCOS 有确切的关系。目前仅局限于基因多态性和各种蛋白炎症因子的研究，而且，这些蛋白水平的改变是 PCOS 的病因还是罹患 PCOS 后造成的结果，无法明晰，基因水平的研究目前难以突破。②环境因素：宫内高雄激素、抗癫痫药物、地域、营养和生活方式等，可能是 PCOS 的危险因素、易患因素和高危因素。一项公认的环境因素是宫内环境因素，出生低体重儿在成年后更易发展成 PCOS，出生低体重者更易发生脂肪堆积，低出生体重的人具有更高的 PCOS 易感性，但具体原因并不明确。另外，由于近年来 PCOS 的发病情况有上升趋势，各种环境污染物，包括二噁英、塑化剂和抗生素滥用，甚至雾霾，都被认为可能和 PCOS 的发病有关，但都缺乏确凿的证据。

虽然研究较多，涉及方方面面，但到目前为止，没有任何能有明确证据显示的病因，只能说 PCOS 是一个遗传和环境交互作用的疾病，具体的病因不清。

3. 多囊卵巢综合征可以治愈吗

多囊卵巢综合征是遗传性疾病，不能治愈。因为它是由多个基因的异常造成，且发生机制不明，因此彻底治愈基本上是不可能的。多囊卵巢综合征需长期控制，控制好则与正常人无异。

4. 如果不干预,多囊卵巢综合征会有什么危害

若不积极干预,患者病情可能会进行性发展,对患者健康影响最大的就是代谢综合征。糖代谢异常导致糖尿病,脂代谢异常导致心血管疾病,由于排卵障碍长期无对抗雌激素刺激可能发展为子宫内膜癌,排卵障碍会造成不育。在这众多的问题中,代谢问题是首要关心的问题。

5. 多囊卵巢综合征内分泌特征有哪些

(1)内分泌特征:雄激素过多,雌酮过多,黄体生成素/促卵泡激素(LH/FSH)比值增大,胰岛素过多。产生这些变化的可能机制涉及:下丘脑-垂体-卵巢轴调节功能异常,分泌过量LH,刺激卵巢间质、卵泡膜细胞产生过量雄激素。卵巢内高雄激素抑制卵泡成熟,不能形成优势卵泡,但卵巢中的小卵泡仍能分泌相当于早卵泡期水平的雌二醇(E_2),加之雄烯二酮在外周组织芳香化酶作用下转化为雌酮,形成高雌酮血症。LH分泌幅度及频率增加,呈持续高水平,无周期性,故无排卵发生。雌激素又对FSH分泌形成负反馈。高水平LH又促进卵巢分泌雄激素;低水平FSH持续刺激,使卵巢内小卵泡发育停止,无优势卵泡形成,从而形成雄激素过多、持续无排卵的恶性循环,导致卵巢多囊样改变。

(2)胰岛素抵抗:高胰岛素血症、外周组织对胰岛素的敏感性降低,胰岛素的生物学效能下降,称为胰岛素抵抗(insulin resistance)。约50%患者存在不同程度的胰岛素抵抗及代偿性高胰岛素血症。过量胰岛素作用于垂体的胰岛素受体,可增强黄体生成激素释放,并促进卵巢和肾上腺分泌雄激素,又通过抑制肝脏性激素结合球蛋白合成,使游离睾酮增加。

6. 多囊卵巢综合征患者的卵巢、子宫内膜有哪些改变

(1)卵巢大体检查:双侧卵巢均匀性增大,为正常妇女的2~5倍,呈灰白色,包膜增厚、坚韧。切面见卵巢白膜均匀性增厚,大于12个

囊性卵泡,直径为 2~9mm,无成熟卵泡生成及排卵迹象。

(2)子宫内膜变化:因无排卵,子宫内膜长期受雌激素刺激,呈现不同程度增生性改变,甚至呈不典型增生。长期持续无排卵,增加了子宫内膜癌变的发生概率。

7. 多囊卵巢综合征有哪些症状

多囊卵巢综合征是高度异质性的疾病,其临床表现各不相同。多起病于青春期,主要临床表现包括月经失调、雄激素过量和肥胖。

(1)月经失调可能是稀发排卵,也可能是无排卵。月经稀发,月经周期 ≥35 天及每年 ≥3 个月不排卵者(WHO Ⅰ 类无排卵)。闭经,继发闭经常见,原发闭经少见。不规则子宫出血,月经周期或经期或经量无规律性。月经规律不能为判断排卵提供证据。

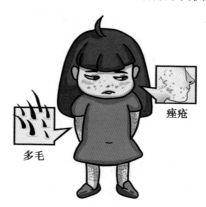

痤疮

多毛

(2)高雄激素的临床表现:主要是痤疮和多毛。痤疮发生的部位主要在面部和后背。多毛的部位比较多,常见的是上唇和乳周。

1)痤疮:发生机制为雄激素分泌增多,刺激皮脂腺增生肥大,导致皮脂产生增多,是一种慢性毛囊皮脂腺炎症。多为复发性痤疮;连续 3 个月出现多处痤疮;常位于额、双颊、鼻及下颌等部位。

2)多毛:主要是性毛增多。很多患者的主诉是毛多,但医生检查后发现是胳膊上的毛多。性毛(sexual hair)是指对性激素有反应的阴唇、下腹部、股前部、胸部、乳房、耻骨区和腋窝等部位。可以简单理解为凡是男性有毛发生长而女性应该没有毛发生长的部位,出现了多毛。

(3)肥胖:50% 以上患者肥胖(BMI ≥ 25kg/m²),且常呈腹部肥胖型(腰围 / 臀围 ≥ 0.80)或腰围 ≥ 88cm。肥胖与胰岛素抵抗、雄激素过多、游离睾酮比例增加及与瘦素抵抗有关。随着 BMI 的增加,糖尿病、高血压、冠心病的患病风险上升。

根据 BMI 对体重的分类,有 WHO 标准,有亚洲标准,还有中国标准。表 10-1 列出的是中国标准。

表 10-1 中国 BMI 体重分类标准

分类	BMI/(kg·m⁻²)	相关疾病危险性 (糖尿病、高血压、冠状动脉疾病)
体重过低	<18.5	低(但其他疾病危险性增加)
正常范围	18.5~24.0	平均水平
超重	24.0~28.0	增加
肥胖	≥28.0	明显增加

8. 多囊卵巢综合征还有哪些症状

(1)不孕:生育期妇女因排卵障碍导致不孕。

(2)黑棘皮症:阴唇、颈背部、腋下、乳房下和腹股沟等处皮肤皱褶部位出现灰褐色色素沉着,呈对称性、皮肤增厚、质地柔软。

9. 如何诊断多囊卵巢综合征

2003 年 5 月鹿特丹标准内容如下;①稀发排卵或无排卵;②高雄激素血症和 / 或高雄激素的临床表现(多毛、痤疮等);③卵巢多囊样改变。上述 3 条中符合 2 条,并排除其他高雄激素病因(先天性肾上腺皮脂增生、库欣综合征、分泌雄激素的肿瘤等),以及其他引起排卵障碍的疾病:高催乳素血症(催乳素升高)、卵巢早衰(促卵泡激素升高)、垂体或下丘脑性闭经(雌激素低),以及甲状腺功能异常等,才能诊断多囊卵巢综合征(PCOS)。

10. 如何判断有排卵还是无排卵

(1)基础体温测量是一种古老而相对准确的方法,双相表示有排卵。

(2)月经后半期(月经第 21 天)测定孕酮以明确是否排卵。

(3)B 超监测排卵。B 超监测排卵,结合女性内分泌激素检查,可以更准确地明确是否排卵。有生育要求的患者,可以此指导妊娠。

11. 什么是青春期多囊卵巢综合征

很多青春期少女来看病,月经不规律,盆腔超声显示卵巢多囊样改变,家长就担心是不是多囊卵巢综合征。正常青春期少女的下丘脑 - 垂体 - 卵巢轴(HPO)还不完善,大部分女性月经初潮以后要经过 2~3 年,HPO 轴的功能才能完善,形成正常排卵。所以在初潮 2 年内不诊断多囊卵巢综合征,除非这种月经不规则情况的时间比较长,并且具有雄激素增多的临床症状和 / 或生化表现,才诊断为多囊卵巢综合征。青春期生理变化与青春期多囊卵巢综合征症状体征相似,对于青春期女生不要轻易戴上多囊卵巢综合征的帽子,因为一些医生的误诊会给被误诊者带来精神压力。

12. 多囊卵巢综合征和胰岛素抵抗有什么关联

(1)胰岛素抵抗:胰岛素效应器官或部位对其生理作用不敏感的一种病理生理状态;不仅限于糖代谢范围,同时存在脂代谢紊乱及血管病变倾向,影响生育年龄女性的生殖功能。

(2)肥胖,尤其是中心性肥胖,是胰岛素抵抗最常见的危险因素。胰岛素抵抗是多囊卵巢综合征重要的病因,改善胰岛素抵抗,对肥胖或有胰岛素抵抗患者常用胰岛素增敏剂。二甲双胍(metformin)可抑制肝脏合成葡萄糖,增加外周组织对胰岛素的敏感性。通过降低血胰岛素水平达到纠正患者高雄激素状态,改善卵巢排卵功能,提高促排卵治疗的效果。常用剂量为每次口服 500mg,每天 2~3 次,餐前或随餐服用。

13. 多囊卵巢综合征和代谢综合征有什么关联

代谢综合征,包括中心性肥胖,另加下列 4 项中的任意 2 项:①甘油三酯(TG)升高,或已接受针对脂质异常的特殊治疗;②高密度脂蛋白(HDL)降低,或已接受针对此脂质异常的特殊治疗;③血压增高,收缩压 ≥ 130mmHg 或舒张压 ≥ 85mmHg,或已经被确诊为高血压并接受治疗者;④空腹血糖增高(≥ 5.6mmol/L),或已经被确诊为糖尿病。代谢综合征也是多囊卵巢综合征病因之一。积极减重,调节脂代谢异常,改善胰岛功能,可有效改善卵巢功能。

14. 多囊卵巢综合征有哪些近期危害

多囊卵巢综合征带来的近期危害包括月经问题、影响美观、影响心理、生育问题(排卵障碍)、代谢方面问题等,其中最严重的是肿瘤问题。如果医生在平时出诊时对患者进行很好的宣教,这些问题大多能解决。

(1)痤疮:严重影响患者生活质量。青春期少女往往因痤疮有自卑感,自信心不足。痤疮反复发作,留下瘢痕,可能导致抑郁、焦虑、愤怒,甚至有自杀倾向。通过抗高雄激素治疗可以解决。

(2)排卵障碍,月经异常、不孕。主要原因是雄激素含量过高,造成卵泡提前闭锁,导致排卵障碍。有生育要求者,可口服促排卵药物,促进排卵,提高受孕概率。无生育要求,可口服短效避孕药物,调整月经周期。

(3)血清睾酮升高,卵泡液当中的睾酮也会升高,导致优势卵泡发育停滞或退化,高雄激素水平会降低卵母细胞的成熟率,并降低子宫内膜的容受性,影响胚胎着床,导致妊娠早期流产。备孕前数月,可口服炔雌醇环丙孕酮片,有效降低睾酮水平,提高妊娠后子宫内膜容受性。

15. 多囊卵巢综合征有哪些远期危害

（1）远期危害是代谢问题和肿瘤问题等。明显增加 2 型糖尿病发生风险，为正常人的 2~10 倍。

（2）心血管疾病风险明显增加：一项研究结果表明，多囊卵巢综合征患者亚临床动脉粥样硬化的发生率（7.2%）显著高于同龄正常女性（0.7%）。多囊卵巢综合征患者绝经后心肌梗死的发生率更是明显升高，约为非多囊卵巢综合征患者的 7.1 倍。

（3）子宫内膜癌风险明显上升：在 40 岁以下子宫内膜癌患者中，19%~25% 合并多囊卵巢综合征，患多囊卵巢综合征的女孩以后发生子宫内膜癌的风险是月经正常同龄女孩的 4 倍。

16. 多囊卵巢综合征治疗策略是什么

根据不同人群的就诊目的选择治疗方案。对于青春期少女、无生育要求的育龄期妇女及生育后保健，主要是调整月经周期；有生育要求的育龄期妇女可进行促排卵治疗。

17. 多囊卵巢综合征患者如何调整生活方式、减重

（1）60%~70% 的患者有超重、肥胖。应指导患者进行生活方式的调整，这比吃药重要。减重是多囊卵巢综合征管理的第一位。要控制饮食，多运动，每天 30 分钟以上中等至高强度的运动。调整生活方式可以有效抑制糖尿病以及代谢异常症状的进展。科学减重，对超重肥胖的多囊卵巢综合征患者，减重对生殖以及代谢异常均有益，对于正常体重的多囊卵巢综合征妇女似乎是无效的。必要时可以选择药物或手术减重，可降低高雄激素血症，并使月经周期恢复正常。

（2）行为疗法：包括改变心理状态、生活习惯、科学合理的体能锻炼等。

18. 多囊卵巢综合征如何调整月经

调整月经适用于无生育要求、因排卵障碍引起月经紊乱的患者,既可以防止大出血,也可预防子宫内膜增生,降低子宫内膜癌的风险。①首选定期补充孕激素。为保护子宫内膜,孕激素每周期应至少用药 10 天,适用于无明显高雄激素症状、无避孕需求者。②对于明显高雄激素症状或有避孕需求者,可以使用复方短效口服避孕药(COC)、炔雌醇环丙孕酮片,但是长期应用可能会造成糖耐量受损。

19. 多囊卵巢综合征如何治疗高雄激素症状

可以用短效避孕药、炔雌醇环丙孕酮片。痤疮、多毛的患者,在用药前应排除使用短效避孕药的禁忌证,治疗痤疮一般需 3~6 个月,改善多毛则至少 6 个月,因为体毛生长有固定周期,很多患者很难坚持下来。

20. 多囊卵巢综合征治疗中二甲双胍的应用重要吗

二甲双胍主要作用是提高胰岛素敏感性。其作用机制是增加肝脏和边缘组织的胰岛素敏感性,直接影响卵巢类固醇的生成。当改变生活方式治疗不成功时,合并糖耐量异常或代谢综合征的多囊卵巢综合征患者可加用二甲双胍。常用二甲双胍 500mg,1 日 3 次,3 个月后复查。一般建议妊娠试验阳性后即停用二甲双胍,也有医生主张对于特别严重的胰岛素抵抗患者,孕期可应用二甲双胍直到分娩。二甲双胍的治疗可有效改善多囊卵巢综合征患者胰岛素抵抗,长期受益。

21. 如何治疗多囊卵巢综合征导致的不孕

不孕的问题是比较困扰的。最重要的也是生活方式改变,体重减轻可使超重或肥胖的多囊卵巢综合征女性自发排卵,推荐饮食和生活方式改变作为一线治疗方式,未恢复排卵的患者对诱导排卵的反应也会得到改善。诱导排卵常用的药物是氯米芬,从月经第 5 天开始,每天 1~2 片,连续 5 天;如果仍无排卵,可考虑换用来曲唑。还有一些患者对氯米芬、来曲唑反应都不好,可给予低剂量促卵泡激素。

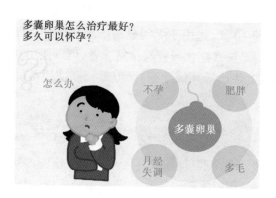

22. 多囊卵巢综合征需要长期管理治疗吗

鉴于多囊卵巢综合征的危害很多,因此多囊卵巢综合征患者要进行长期管理,包括月经管理、生活方式管理、胰岛素抵抗管理和高雄激素血症管理。即使这样的患者妊娠了,孕期也会存在很多问题,要定期围产保健,警惕孕期并发症(如妊娠高血压等);哺乳期过后月经仍可能不正常,要及时返诊。多囊卵巢综合征的治疗是长期治疗,调整月经,控制代谢紊乱,预防远期并发症。

23. 多囊卵巢综合征何时用抗高雄激素治疗,何时用孕激素,何时用避孕药

(1)无明显高雄激素表现、无避孕需求者应定期补充孕激素。

(2)有明显高雄激素表现、有避孕需求应周期服用避孕药。

(3)有明显高雄激素表现,或者准备生育的患者,促排卵前需要抗高雄激素治疗。

(4)炔雌醇环丙孕酮片使用后,高雄激素症状改善不明显,雄激素不降反升,需要重新评估,排除是否有其他高雄激素疾病。

第四节　痛　经

1. 什么是痛经

痛经是指发生于月经期间的盆腔疼痛，主要分为原发性痛经和继发性痛经。

(1)原发性痛经是无器质性疾病的月经期疼痛，多从妇女初潮后不久就开始出现，痛经仅存在于排卵周期，通常发作于月经来潮前的几小时。

(2)继发性痛经的症状与原发性痛经相似，但常常进行性加重，并与疾病相关，常见的有子宫内膜异位症、子宫腺肌病、子宫肌瘤、子宫内膜息肉等。

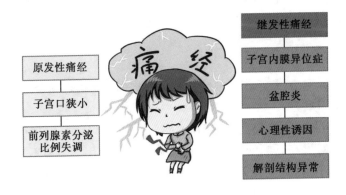

2. 痛经的发病机制是什么

(1)前列腺素 F2α 在子宫内膜及经血中大量增加，直接使子宫痛觉神经更敏感。

(2)子宫肌层收缩活性在经期提高，肌层紧张度和收缩强度提高。强烈收缩时,供应内膜的血运减少,使其部分缺血,造成痛经。

(3)白三烯类水平增多,可增加痛觉纤维的敏感性。

3. 如何诊断原发性痛经、继发性痛经

(1)原发性痛经:发生于有排卵的月经周期;多数起病于初潮后的一年内。随月经来潮而出现疼痛,持续 1~2 天;性质为在下腹部持续性疼痛基础上的波动性、痉挛性疼痛,放射至骶背部及大腿内侧;妇科检查及辅助检查无异常发现。原发性痛经的发生率随年龄增长而下降,吸烟可增加原发性痛经的发生率。

(2)继发性痛经:疼痛程度常进行性加重;不一定随月经出现,有时始于黄体期并逐渐加重,至月经期达到高峰;妇科检查及辅助检查有异常发现,如发现子宫内膜息肉、卵巢子宫内膜异位囊肿、后穹隆触痛结节、子宫肌瘤等。以下几种情况高度提示继发性痛经:初潮的第 1~2 个周期内即出现的痛经,应警惕生殖道梗阻;25 岁以后开始出现的痛经;非甾体抗炎药(NSAIDs)和 / 或口服避孕药治疗无效的痛经;进行性加重的痛经。

4. 如何缓解治疗痛经

痛经对学习、工作及社会活动的影响程度是确定是否需要治疗的决定因素。

(1)非甾体抗炎药(NSAIDs):是一线治疗药物,应规律应用。为避免对潜在妊娠的影响,应在来月经时开始用。主要不良反应:胃肠道不适,极少出现严重副作用;禁忌证:肾功不全、消化性溃疡、出血倾向等。此类药物包括双氯芬酸、布洛芬、酮洛芬、萘普生等。

(2)口服避孕药(OCs)对原发性痛经患者有一定的疗效。除了缓解痛经外,还具有其他益处,尤其适用于有避孕需求的患者。但对40 岁以上、肥胖、吸烟女性需警惕血栓的风险。

(3)长效甲羟孕酮避孕针剂。

(4)曼月乐环:仅适用于有性生活且一段时间内无生育要求的育龄期女性。

(5)手术治疗:腹腔镜:NSAIDs及口服避孕药治疗无效的痛经患者,合并其他有意义的临床症状、体征时可考虑进行腹腔镜检查,以明确诊断并进行相应的处理;对于难治性痛经,骶前神经切除术证据有限,应注意权衡利弊。

(6)其他治疗:针灸、推拿、中药、理疗;饮食上服用低脂素食、鱼油、各种维生素、镁,亦可综合治疗。但证据有限,有待于进一步研究。

第五节　经前期综合征

1. 什么是经前期综合征

经前期综合征是指周期性出现在月经周期后半期的情感、躯体和行为障碍等综合征,临床症状多种多样,并在月经开始时或之后很快消失,严重时称为经前焦虑症。

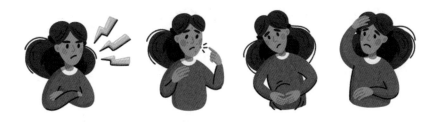

2. 经前期综合征有哪些症状

经前期综合征的女性症状很多,主诉超过300种,但主要为情感症状、躯体症状和行为症状三大类。

(1)情感症状：精神紧张、易怒、急躁、情绪波动和不能自制,也可抑郁、情绪淡漠、疲乏、困倦以及睡眠和性欲改变等。

(2)躯体症状：头痛多为双侧性,但亦可单侧头痛,疼痛部位不固定,一般位于颞部或枕部,头痛症状于经前数天即出现,伴有恶心甚至呕吐,呈持续性或时发时愈。乳房肿胀及疼痛,以乳房外侧边缘及乳头部位为重,严重者疼痛可放射至腋窝及肩部。盆腔坠胀、腰骶部、背部疼痛。手足、眼睑水肿,腹部胀满,少数患者体重明显增加。此外,还可出现便秘、低血糖等表现。

(3)行为改变：注意力不集中、记忆力减退、判断力减弱,工作效率低。严重者有判断力受损、暴力发作、犯罪或自杀倾向。

3. 如何诊断经前期综合征

主要依据为经前周期性出现的典型症状,出现于月经前 7~10 天,逐渐加重,至月经前 2 天左右最重,月经开始即刻或之后症状可很快消失。在月经周期的卵泡期没有症状,是诊断经前期综合征的先决条件。诊断多不困难,最有效的诊断工具是月经日记,可以了解症状出现与月经的关系。

4. 如何治疗经前期综合征

经前期综合征的治疗主要是对症治疗,强调个体化原则。

(1)心理疏导：精神安慰,适当增加体育锻炼等,可对相当一部分患者有效。

(2)饮食调节：高碳水化合物低蛋白饮食、限盐限咖啡、补充维生素 E 以及维生素 B_6。

(3)药物治疗

1)复合维生素、钙剂、镁剂：经 3 个周期钙剂的治疗可改善水潴留和疼痛的症状。补充维生素可改善经前症状和抑郁。

2)利尿药：给予螺内酯可有效缓解躯体症状,如体重增加和水肿。

3)止痛药：经前给予甲芬那酸可减轻疲劳、头痛和改善情绪;经前给予萘普生可缓解偏头痛。

4）排卵抑制剂：①口服避孕药：可以抑制排卵，减少月经周期中激素的波动，主要用于改善躯体症状，如头痛、乳房胀痛、腹痛等，如新型含屈螺酮的口服避孕药（如优思明）可能更有助于症状改善。②溴隐亭：溴隐亭对乳房疼痛有效。③抗抑郁药：选择性 5- 羟色胺再摄取抑制剂，适用于保守治疗效果不理想的重度经前期综合征和经前焦虑症的患者。给药时间为月经开始前 14 天至月经来潮或经后停用，也可全月经周期连续服用，连续给药可能优于间断给药。④抗焦虑药：适用于明显焦虑及易怒的患者。

第六节　绝经综合征

1. 什么是绝经综合征

绝经综合征是指妇女绝经前后（围绝经期、更年期）出现性激素波动或减少所致的一系列躯体及精神心理症状。绝经是每个妇女生命进程中必经的生理过程。多数国家调查表明，妇女自然绝经的平均年龄为 50 岁左右。随着人类期望寿命的延长，妇女超过三分之一的生命将在绝经后期度过。绝经分为自然绝经和人工绝经。自然绝经指卵巢内卵泡生理性耗竭所致的绝经；人工绝经指两侧卵巢经手术切除或放射线照射等所致的绝经。人工绝经者更易发生绝经综合征。据统计，在占我国总人口约 11% 的 40~59 岁妇女中，50% 以上存在不同程度的绝经相关症状或疾病。绝经相关问题和疾病严重困扰广大中老年妇女的身心健康。

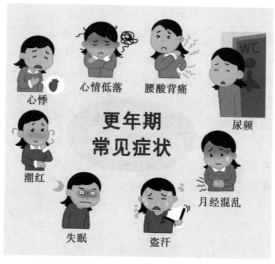

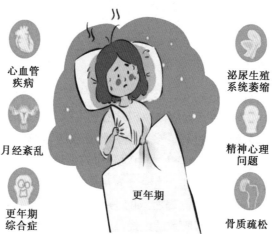

2. 如何判断自己已经进入围绝经期

（1）要判断自己是否已经进入围绝经期,首先要理解一下几个时期的定义:①绝经:闭经满 12 个月经周期及以上即可诊断为绝经。②绝经过渡期:指绝经前的一段时间,即从生育期走向绝经的过渡时期,内分泌及生物学上开始出现绝经趋势的迹象,直到最后一次月经。③围绝经期：指绝经前后的一段时间，即从生育期走向绝经的过渡期，即开始出现卵巢衰退的征兆，一般 40 岁左右持续到最后一次月经后 1 年。④更年期：是指妇女衰老的一个阶段，从生殖期到非生殖状态的过渡，这一阶段可以扩展到围绝经期前后，持续时间长短可变，更年期包括围绝经期。

（2）在绝经前后，或在卵巢手术后出现月经周期改变、潮热、失眠、情绪改变等症状即可初步怀疑进入围绝经期。但需注意除外相关症状的器质性病变（如子宫内膜病变、卵巢肿瘤、甲状腺功能亢进）及精神疾病（如抑郁症等）。卵巢功能评价等实验室检查有助于诊断。

（3）可以检测血清促卵泡激素（FSH）及雌二醇（E_2），了解卵巢功能。绝经过渡期血清 FSH＞10U/L，提示卵巢储备功能下降。闭经后（停经 6 个月以上）FSH＞40U/L 且 E_2 在 l0~20pg/ml，提示卵巢功能衰竭。但围绝经期性激素水平处于波动状态，所以 FSH、E_2 正常也不能否认更年期的存在。另外，抗米勒管激素（AMH）测定低至 1.1ng/ml 也提示卵巢储备下降，若低于 0.2ng/ml 提示即将绝经，绝经后 AMH 一般测不出。

3. 绝经综合征都有哪些症状

（1）月经紊乱：月经紊乱是绝经过渡期的常见症状，表现为月经周期不规则、经期持续时间长及经量增多或减少。此期症状的出现取决于卵巢功能状态的波动性变化。在一项绝经过渡期女性的研究中，82% 女性存在闭经、月经稀发和 / 或月经过少，18% 存在月经过多、月经不规则出血或月经频发。后者发现 19% 的患者组织学上有癌前病变和恶性变。此期无排卵功能失调性子宫出血往往先有数周或数月停经，然后有多量出血，也可一开始即为阴道不规则出血。严重出血或出血时间长可导致贫血、休克和感染。所以，如果出现月经紊乱的情况，应寻找专科医生诊治，切莫单纯以"更年期"掩盖病情，影响治疗。

（2）血管舒缩症状：主要表现为潮热，为血管舒缩功能不稳定所致,是雌激素降低的特征性症状。潮热可视为卵巢功能衰退的标志性症状,自然绝经潮热发生率在 75% 以上,持续 1~2 年,25% 的妇女将持续 4~5 年或更长。手术绝经潮热发生率更高,往往在手术后一周内开始,表现为:有时感自胸部向颈及面部扩散的阵阵上涌热浪,同时上述部位皮肤有区域性弥散性或片状发红,伴有出汗,汗后又有畏寒,发作多在凌晨乍醒、黄昏或夜间、活动、进食、穿衣、盖被过多、热量增加的情况下,或情绪激动时,可以伴有或不伴头痛、心悸。症状严重者影响情绪、工作、睡眠,是绝经后期妇女需要性激素治疗的主要原因。82% 的妇女此症状持续 1 年左右,有时还可维持到绝经后 5 年,在绝经前及绝经早期较严重,随绝经时间进展,发作频度及强度亦渐渐减退,最后自然消失。

(3)自主神经失调症状:常出现如心悸、眩晕、头痛、失眠、耳鸣等自主神经失调症状。约有 1/3 妇女有头痛、头部紧箍感、枕部和颈部疼痛向背部放射。也有人出现感觉异常,常见的有走路漂浮、登高晕眩、皮肤划痕、瘙痒及蚁走感,咽喉部异物梗阻感。

(4)精神神经症状:围绝经期妇女常表现为注意力不易集中,并且情绪波动大,如激动易怒、焦虑不安或情绪低落、抑郁、不能自我控制等情绪症状。记忆力减退也较常见。据统计绝经妇女中精神神经症状发生率为 58%,其中抑郁 78%、淡漠 65%、激动 72%、失眠 52%。

(5)泌尿生殖器绝经后综合征:超过 50% 的绝经期女性会出现该综合征,主要表现为泌尿生殖道萎缩症状,阴道黏液分泌减少、干燥、阴道缩小狭窄可致性生活困难及反复阴道感染。绝经妇女泌尿道平滑肌和条纹肌有明显退行性改变,膀胱肌纤维化,膀胱容量减少,排尿速度减慢,残余尿量增多。尿道和膀胱黏膜变薄,抵抗力下降可发生尿路感染,脏器脱垂;尿道缩短及萎缩性改变可致尿失禁。

(6)骨密度降低与骨质疏松:绝经后骨矿含量将以每年 3%~5% 的速率丢失,前 5 年丢失最快,并将持续 10~15 年。50 岁以上妇女半数以上会发生绝经后骨质疏松,一般发生在绝经后 5~10 年内,最常发生在椎体。流行病学调查显示绝经后骨质疏松症严重威胁妇女的健康及生活质量。

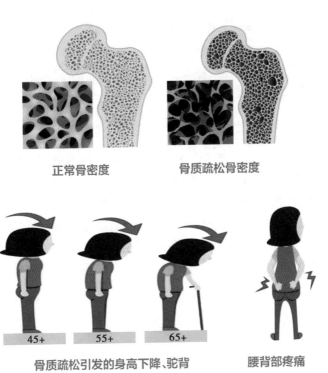

正常骨密度　　　　　骨质疏松骨密度

45+　　55+　　65+

骨质疏松引发的身高下降、驼背　　　腰背部疼痛

（7）心血管疾病：雌激素通过对脂代谢的良性作用改善心血管功能并抑制动脉粥样硬化。妇女绝经前冠心病发病率明显低于同龄男性，绝经后冠心病发病率及并发心肌梗死的死亡率随年龄增加，成为妇女死亡的主要原因。雌激素对心血管的保护作用主要表现为预防动脉粥样硬化斑块形成、稳定或缩小动脉粥样硬化斑块，并减少发生栓塞的危险性。雌激素预防动脉粥样硬化斑块形成，其中30%~50%归于对脂代谢的有利影响，其他包括雌激素对动脉壁细胞的作用，对糖代谢及对生长因子和细胞因子的调控等。

（8）阿尔茨海默病：绝经后期妇女比老年男性患病风险高，可能与绝经后内源性雌激素水平降低有关。卵巢激素的急速丧失会增加神经元细胞膜的破裂，卵巢功能的急速下降与对记忆至关重要的脑区激活下降有关。阿尔茨海默病表现为老年痴呆、记忆丧失、失语失认、定向计算判断障碍及性格行为情绪改变。阿尔茨海默病脑病理改变呈弥漫性脑萎缩。组织学形态呈现神经纤维缠结、老年斑痕、颗粒空泡变性。脑血流量减少,低氧可抑制脑中乙酰胆碱的合成。雌激素通过改善脑血流量、刺激中枢神经系统乙酰胆碱代谢,增加发育型的胶质细胞数量而支持神经功能。

4. 围绝经期综合征是否需要治疗

围绝经期妇女由于精神状态、生活环境各不相同,因此出现症状的轻重差异也很大。如果您已经进入更年期,或出现停经、反复潮热、盗汗、焦虑、失眠、情绪失控,严重影响正常的生活与工作,就需要及时就医咨询。当然,无自觉症状的围绝经期女性,有意愿补充女性激素,预防绝经后心脑血管疾病、骨质疏松等,也可以考虑就医咨询。首诊科室应该选择妇科内分泌,必要时也可咨询神经科、精神科。

5. 如何治疗围绝经期综合征

(1)一般治疗:通过心理疏导,使围绝经期妇女了解围绝经期综合征是女性必然经历的正常生理过程,不必过度焦虑,积极面对,建立健康的生活方式,适当体育锻炼、健康饮食、摄入足量蛋白质和钙。

(2)对于失眠较重的女性,可以适当加以镇静药帮助睡眠,如睡前服用艾司唑仑 2.5mg。谷维素有助于调节自主神经功能,口服 20mg,每日 3 次。

(3)药物治疗:治疗围绝经期综合征的药物应因人而异,选择适合自己的用药方案。必要时,可行雌激素、孕激素、雌孕激素复方制剂的补充治疗。

6. 如何选择围绝经期综合征治疗的激素类药物

激素补充治疗是针对绝经相关健康问题而采取的医疗措施,主要通过口服、经皮肤或经阴道的给药方式,使用雌激素、雌孕激素复方制剂或替勃龙进行治疗,可有效缓解绝经相关症状,改善生活质量,但需要严格筛选用药适应证。

(1)激素替代治疗适应证:①绝经相关症状:潮热、盗汗、睡眠障碍、疲倦、情绪障碍如易激动、烦躁、焦虑、紧张或情绪低落等。②泌尿生殖道萎缩相关问题:阴道干涩、疼痛、排尿困难、性交痛、反复发作的阴道炎、反复泌尿系统感染、夜尿多、尿频和尿急。③低骨量及骨质疏松症:有骨质疏松症的危险因素(如低骨量)及绝经后期骨质疏松症。

(2)激素替代治疗禁忌证:已知或可疑妊娠、原因不明的阴道流血、已知或可疑患乳腺癌、已知或可疑患性激素依赖性恶性肿瘤、最近6个月内患活动性静脉或动脉血栓栓塞性疾病、严重肝及肾功能障碍、血卟啉症、耳硬化症、脑膜瘤(禁用孕激素)等。

慎用情况:慎用情况并非禁忌证,但在应用前和应用过程中,应咨询相关专业医生,共同确定应用的时机和方式,并采取比常规随诊更为严密的措施,监测病情的进展。慎用情况包括:子宫肌瘤、子宫内膜异位症、子宫内膜增生史、尚未控制的糖尿病及严重高血压、有血栓形成倾向、胆囊疾病、癫痫、偏头痛、哮喘、高催乳素血症、系统性红斑狼疮、乳腺良性疾病、乳腺癌家族史,及已完全缓解的部分性激素依赖性妇科恶性肿瘤,如子宫内膜癌、卵巢上皮性癌等。

(3)制剂及剂量选择:主要药物为雌激素,辅以孕激素。单用雌激素治疗仅适用于子宫已切除者,单用孕激素适用于绝经过渡期功能失调性子宫出血。雌孕激素复合制剂适用于改善全身症状。剂量和用药方案应个体化,以最小剂量且有效为佳。

(4)雌激素相关制剂:应用雌激素原则上应选择天然制剂。常用雌激素有:①戊酸雌二醇:每日口服0.5~2mg;②结合雌激素:每日口服0.3~0.625mg;③17β-雌二醇经皮贴膜:有每周更换两次和每周更换一次剂型。

(5)组织选择性雌激素活性调节剂:替勃龙,根据靶组织不同,其在体内3种代谢物分别表现出雌激素、孕激素及弱雄激素活性。每日口服1.25~2.5mg。

(6)孕激素制剂:常用醋酸甲羟孕酮每日口服2~6mg。近年来更倾向于选用天然孕激素制剂,如微粒化孕酮,每日口服100~300mg。

(7) 不同用药途径及方案

1) 口服：主要优点是血药浓度稳定，但对肝脏有一定损害，还可刺激产生肾素底物及凝血因子。用药方案包括：①单用雌激素：适用于已切除子宫的妇女。②雌、孕激素联合：适用于有完整子宫的妇女，包括序贯用药和联合用药，前者模拟生理周期，在用雌激素的基础上，每后半月加用孕激素 10~14 日。两种用药又分周期性和连续性，前者每周期停用激素 5~7 日，有周期性出血，也称为预期计划性出血，适用于年龄较轻、绝经早期或愿意有月经样定期出血的妇女；后者连续性用药，避免周期性出血，适用于年龄较长或不愿意有月经样出血的绝经后期妇女。

2) 经阴道给药：常用药物有雌三醇栓和结合雌激素霜。主要用于治疗下泌尿生殖道局部低雌激素症状。

3) 经皮肤给药：包括皮肤贴膜及涂胶，主要药物为 17β- 雌二醇，每周使用 1~2 次。可使雌激素水平恒定，方法简便。胃肠道外途径，能缓解潮热，防止骨质疏松，避免肝脏首过效应，对血脂影响较小。

(8) 用药剂量与时间：选择最小剂量和与治疗目的相一致的最短时期，在卵巢功能开始衰退并出现相关症状时即可开始应用。需定期评估，明确受益大于风险方可继续应用。停止雌激素治疗时，一般主张缓慢减量或间歇用药，逐步停药，防止症状复发。

(9) 副作用及危险性

1) 子宫出血：性激素补充治疗时的子宫异常出血，多为突破性出血，必须高度重视，查明原因，必要时行诊断性刮宫，排除子宫内膜病变。

2) 性激素副作用：①雌激素：剂量过大可引起乳房胀、白带多、头痛、水肿、色素沉着等，应酌情减量，或改用雌三醇。②孕激素：副作用包括抑郁、易怒、乳房痛和水肿，患者常不易耐受。③雄激素：有发生高脂血症、动脉粥样硬化、血栓栓塞性疾病危险，大量应用出现体重增加、多毛及痤疮，口服时影响肝功能。

3) 子宫内膜癌：长期单用雌激素，可使子宫内膜异常增生和子宫内膜癌危险性增加，所以对有子宫者，已不再建议单用雌激素。联合应用雌孕激素,不增加子宫内膜癌发病风险。

4）卵巢癌：长期应用激素补充治疗,卵巢癌的发病风险可能轻度增加。

5）乳腺癌：应用天然或接近天然的雌、孕激素可使增加乳腺癌发病风险的作用减小,但乳腺癌患者仍是激素补充治疗的禁忌证。

6）心血管疾病及血栓性疾病：绝经对心血管疾病的发生有负面影响,激素补充治疗对降低心血管疾病发生有益,但一般不主张激素补充治疗作为心血管疾病的二级预防。没有证据证明天然雌、孕激素会增加血栓风险,但对于有血栓疾病者应尽量选择经皮给药。

7）糖尿病：激素补充治疗能通过改善胰岛素抵抗而明显降低糖尿病风险。

7. 除了激素类药物,还有哪些药物有助于围绝经期综合征治疗

（1）选择性 5- 羟色胺再摄取抑制剂：盐酸帕罗西汀 20mg,每日 1 次早晨口服,可有效改善血管舒缩症状及精神神经症状。

（2）钙剂：每日补充钙剂可减缓骨质丢失。同时,补充维生素 D 适用于围绝经期妇女缺少户外活动者,每日口服 400~500U,与钙剂合用有利于钙的吸收完全。

（3）莉芙敏：莉芙敏片是一种天然植物药,药用植物黑升麻中提取的制剂,可以有效缓解围绝经期综合征,特别是缓解潮热、出汗、睡眠障碍、情绪障碍等症状。

（4）中医治疗：围绝经期综合征病机属阴阳失调、肾阴肾阳不足,以肾阴虚多见,也有心、脾等脏器功能失调。中医治疗原则为补肾柔肝,清泻心火,调整肾阴阳,以滋肾阴为主,疏肝理气,宁心泻火。临床应用较多的中成药在缓解更年期症状方面有效,其他中医治疗包括针灸、按摩理疗、药膳也可以用于辅助治疗围绝经期综合征。

8. 围绝经期综合征能否治愈

围绝经期综合征为女性由生育期向绝经期过渡阶段,由于内分

泌紊乱而表现的各种异常,等到完全进入绝经后即可消失。所以,以积极乐观的心态面对围绝经期,必要时积极就医咨询,即可平稳度过。

第七节 高泌乳素血症

1. 什么是高泌乳素血症

高泌乳素血症是妇科内分泌领域常见的疾病,是由多种原因引起的、以血清催乳素升高及其相关临床表现为主的下丘脑 - 垂体轴生殖内分泌紊乱综合征,是临床上常见的、可累及生殖、内分泌和神经系统的一类疾患的统称。

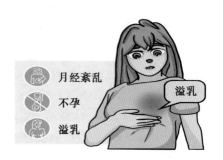

（1）生理性病因：催乳素是应激激素,呈脉冲式分泌,夜间分泌高于白天。在月经周期的黄体期达峰值,卵泡期低水平。妊娠足月与分娩后均有升高。此外,高蛋白饮食、运动、紧张和性交活动、哺乳、乳头刺激和睡眠障碍等应激状况下,均可导致血清催乳素水平升高。

（2）病理性病因：主要见于下丘脑 - 垂体疾病、系统性疾病、异位催乳素生成等原因。下丘脑病变如颅咽管瘤、神经胶质瘤等压迫垂体柄；颅脑放射治疗后下丘脑功能受损。①垂体疾病：是引起高泌乳素血症的最常见原因,如催乳素型垂体微腺瘤、垂体促生长激素腺瘤、促肾上腺皮质激素腺瘤、空蝶鞍综合征等。其中以垂体催乳素瘤最为常见。②系统性疾病：原发性甲状腺功能减退、慢性肾功能衰竭、严重肝病、肝硬化、肝性脑病、某些肿瘤（如肾上腺瘤、支气管癌、卵巢囊性畸胎瘤）。③其他：如带状疱疹神经炎、乳腺手术、多囊卵巢综合征等。

（3）药理性病因：凡是干扰多巴胺合成、代谢、重吸收或阻断多巴胺与受体结合的药物，均可引起高催乳素血症。常见的药物有雌激素、多巴胺受体阻断剂，如抗精神病药物、镇静剂、抗高血压药利血平，H_2 受体阻断剂如胃动力药吗丁啉、甲氧氯普胺与西咪替丁等，抑多巴胺代谢的药物如阿片类制剂等。

（4）特发性病因：此类患者出现的催乳素增高与妊娠、服药、下丘脑垂体病变或其他器质性病变无关。大部分患者催乳素仅轻度升高，垂体、中枢神经和系统检查阴性，伴有泌乳、月经稀发、闭经等症状。发病可能与催乳素分子存在异型结构相关，病程具有自限性，大多数可恢复正常。

2. 高泌乳素血症有哪些症状

（1）溢乳：发病率为 70%~98%，通常表现为双乳流出或挤出非血性的乳白色乳汁，而并非为清水样分泌物。

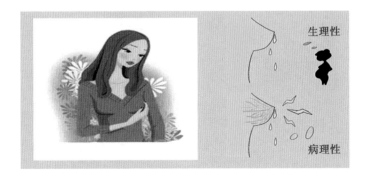

（2）影响卵巢功能的相关症状：泌乳素升高会抑制下丘脑 - 垂体 - 卵巢轴的功能，随着泌乳素的不同程度升高而有不同的临床表

现。若轻度升高,会影响促黄体生成素的分泌,从而造成黄体功能不足,导致月经紊乱及流产;若中度升高,导致无促黄体生成素峰,随之无排卵,从而引起闭经及不孕;随着泌乳素的进一步升高,垂体促卵泡激素及促黄体生成素的分泌均受到抑制,卵泡生长受影响,从而引起雌激素缺乏的相关症状,如性欲减退、绝经。如果发生在青春期前可导致第二性征缺如及出现生长抑制。需要注意的是,上述症状如不孕及闭经等也可能是由于其他疾病造成的,因此遇到具有上述症状的患者时,需要考虑多种可能,进行全面检查及综合考虑。

（3）压迫症状：垂体瘤增大明显时,由于脑脊液回流障碍及周围脑组织和视神经受压,可引起头痛、头胀、视物模糊、呕吐、视野缺损或视力障碍等压迫症状。

3. 如何治疗高泌乳素血症,对怀孕有影响吗

对于高泌乳素血症可给予溴隐亭治疗。溴隐亭不仅可以调节月经、抑乳,而且对乳房疼痛也有效。有妊娠需求的女性,溴隐亭治疗期间可以直接妊娠,无须停药。

（万颖 李叶）

第十一章 女性盆底功能障碍性疾病

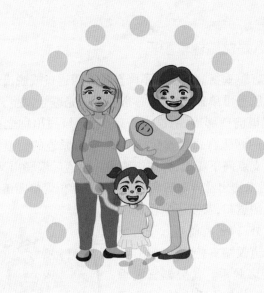

女性盆腔器官包括子宫、膀胱、直肠等，其正常位置的维持，有赖于肌肉、筋膜及韧带解剖结构和功能的正常。但由于受诸多危险因素的影响，如雌激素缺乏、分娩损伤、产程过长及因肥胖、慢性咳嗽、长期便秘等所致长期腹压增加等，都会使这些盆腔组织的张力变得松弛，出现盆底功能障碍性疾病，排尿功能障碍、排便功能障碍和盆腔器官脱垂，包括子宫脱垂、阴道脱垂、膀胱脱垂等，影响女性生活质量。据流行病学调查发现，在已婚女性中盆底功能障碍性疾病的发病率高达 18.9%，随着老龄化社会的到来，这一发病率将越来越高。

1. 什么是盆腔器官脱垂

盆腔器官脱垂指盆腔器官下降至接近阴道口或脱出于阴道外。盆腔器官的脱垂可单独发生，但一般情况下是联合发生。阴道前壁脱垂也称阴道前壁膨出，阴道内 2/3 膀胱区域脱出称之膀胱膨出。若支持尿道的膀胱宫颈筋膜受损严重，尿道紧连的阴道前壁下 1/3 以尿道口为支点向下膨出，称尿道膨出。阴道后壁膨出又称为直肠膨出，阴道后壁膨出常伴随肠疝。子宫从正常位置沿阴道下降，宫颈下降至接近阴道口，甚至子宫全部脱出阴道口以外，称子宫脱垂。子宫切除术后若阴道顶端支持结构缺损，则发生阴道穹窿脱垂。盆腔器官脱垂除了盆腔脏器位置下垂之外，往往还会合并出现排尿、排便功能障碍，最常见的是尿失禁或排尿困难。

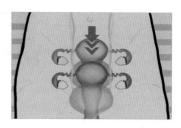

子宫脱垂

2. 盆腔器官脱垂的病因有哪些

(1)妊娠、分娩：特别是产钳或胎吸助产困难的阴道分娩，盆腔筋膜、韧带和肌肉可能因过度牵拉而被削弱其支撑力量。若产后过早参加体力劳动，特别是重体力劳动，将影响盆底组织张力的恢复而发生盆腔器官脱垂。

(2)衰老：随着年龄的增长，特别是绝经后出现的支持结构萎缩，在盆底松弛的发生或发展中也起重要作用。

(3)腹腔压力增加：慢性咳嗽、腹腔积液、腹型肥胖、持续负重或便秘而造成腹腔内压力增加，腹压增加导致脱垂。

(4)医源性原因：包括没有充分纠正手术时所造成的盆腔支持结构缺损。

3. 女性如何知道自己是否存在盆腔器官脱垂的问题

当存在轻度的盆腔器官脱垂时，女性一般无明显症状。脱垂的韧带筋膜有牵拉，盆腔充血，女性会有不同程度的腰骶部酸痛或下坠感，站立过久或劳累后症状更加明显，卧床休息则症状减轻。阴道前壁膨出常伴有尿频、尿失禁，特别是咳嗽、大笑、跳跃后漏尿，即压力性尿失禁，部分患者可发生尿不净感。但随着膨出的加重，其压力性尿失禁症状可逐步消失，而排尿费力会愈加明显，甚至需要手助压迫阴道前壁帮助排尿，或者翘臀排尿，容易并发尿路感染。阴道后壁膨出常表现为便秘，甚至需要手助压迫阴道后壁帮助排便。外阴脱出的肿物，轻者经卧床休息能自行回纳，重者则不能还纳。暴露在外的宫颈和阴道黏膜长期与衣裤摩擦，可致宫颈和阴道壁发生溃疡而出血，如发生感染则可能有脓性分泌物。盆腔器官脱垂无论程度多重，一般不影响月经，轻度的脱垂也不影响受孕、妊娠和分娩。

4. 如何自我初步评估子宫脱垂的严重程度

盆腔器官脱垂的严重程度，女性可以通过一系列盆底功能问卷自我初步评估，推荐使用的问卷有：盆底功能影响问卷简表（PFIQ-

7)和盆腔器官脱垂及尿失禁性生活问卷(PISQ-12),可以简要评估排尿、排便及性生活受影响的严重程度及对生活质量的影响。

(1)子宫脱垂程度划分:简单方法可以分为三度:Ⅰ度最轻,Ⅲ度最重。Ⅰ度指虽然子宫位置有所下降,但子宫及宫颈还尚在阴道口内,并未脱出阴道口;Ⅲ度指子宫完全脱出于阴道口外;而Ⅱ度介于中间状态,部分子宫脱出于阴道口外。

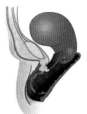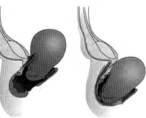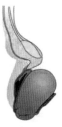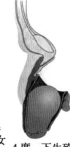
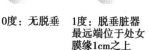

0度:无脱垂　1度:脱垂脏器最远端位于处女膜缘1cm之上　2度:脱垂脏器最远端位于处女膜缘之上或之下1cm内　3度:脱垂脏器最远端位于处女膜缘1cm以下,但在(阴道总长度-2cm)内　4度:下生殖道完全脱出

盆腔脏器脱垂量化分期系统(POP-Q)分级

(2)阴道脱垂程度划分:简单分度方法类似于子宫脱垂程度划分:Ⅰ度指虽然阴道壁形成球状物,向下突出,达处女膜缘,但仍在阴道内;Ⅱ度指阴道壁展平或消失,部分阴道前壁突出于阴道口外;Ⅲ度指阴道前壁全部突出于阴道口外。

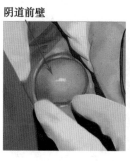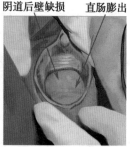

阴道前壁　　　　　阴道后壁缺损　直肠膨出

阴道前壁膨出(脱垂)　　　　**阴道后壁膨出(脱垂)**

女性朋友可以通过这种方法对自己的子宫阴道脱垂情况进行初步评估。

5. 明确诊断盆腔器官脱垂需要做哪些检查

如果女性有下腹坠胀、阴道口脱出物、尿失禁、粪失禁、排尿困难、阴道排气等症状,应尽快到专业医院就诊,首诊科室为妇科盆底门诊,必要时需要泌尿外科、肛肠外科协助诊疗。

(1)基础检查主要是专业医生的妇科体格检查,检查前可以适当憋尿,有助于评估尿失禁情况。检查过程中,需要配合向下屏气用力的动作,判断脱垂的最重程度。

(2)根据具体情况,酌情检查阴道分泌物清洁度、宫颈细胞学检查,除外生殖道炎症以及宫颈癌前病变。

(3)专业的盆底专科门诊盆底肌肉组织力量的检查也非常重要,主要通过经阴道肌肉电极,采集盆底肌肉收缩时的肌肉电信号,评估肌肉的收缩和放松能力。盆底肌肉收缩肌电信号降低,考虑为盆底肌无力,可能与盆腔器官脱垂、松弛、压力性尿失禁等有关;盆底肌肉放松期肌电信号升高,考虑为盆底肌高张力,可能与尿频、尿急、急迫性尿失禁、腰背疼痛、性交痛有关。

(4)检查盆底超声,主要了解肛提肌和肛门括约肌损伤程度、生殖裂隙宽度、膀胱脱垂情况。

(5)尿动力学检查可以评估有关尿路梗阻、逼尿肌不稳定收缩、逼尿肌无力等专业详细的尿流参数,有助于更加详细的排尿储尿异常原因分析。

(6)盆腔磁共振(MRI)检查,国内外一些国家已采用 MRI 评估检测盆腔脏器的位置及盆底肌的情况。

6. 如何治疗子宫阴道脱垂

对于存在轻度脱垂的无自觉症状(Ⅰ度和Ⅱ度,尤其是脱垂下降点位于阴道口内),且无特殊症状的患者,可以选择观察。有盆腔器官脱垂的患者,常规注意事项包括一旦诊断盆腔脏器脱垂,需要尽量避免提重物,避免便秘、慢性咳嗽、肥胖等增加腹压的情况。推荐肥胖患者适当减肥;便秘患者行为训练,改善排便习惯,例如定时排便,饮食调节(增加食物纤维),使用缓泻剂或灌肠剂,避免用力排便。有尿失禁症状者可行为调节(定时排尿等)、盆底肌训练和药物治疗。

子宫阴道脱垂的治疗方法,主要根据具体情况,选择个体化治疗方案,主要的治疗方法包括:

(1)非手术疗法:为盆腔器官脱垂的一线治疗方法。非手术治疗对于所有脱垂患者都是应该首先推荐的一线治疗方法。通常用于Ⅰ~Ⅱ度有症状的患者,也适用于希望保留生育功能、不能耐受手术治疗或不愿意手术治疗的重度脱垂患者。非手术治疗的目标为缓解症状,增加盆底肌肉的强度、耐力和支持力,预防脱垂加重,避免或延缓手术干预。

目前的非手术治疗方法包括应用子宫托、盆底康复治疗和行为指导。

1)盆底肌肉锻炼和物理疗法:可增加盆底肌肉群的张力。盆底肌肉(肛提肌)锻炼适用于Ⅰ~Ⅱ度的盆腔器官脱垂者,也可作为重度手术前后的辅助治疗方法。盆底肌肉锻炼又称凯格尔锻炼,是迄今为止最简单、易行、安全有效的盆底康复方法。盆底肌肉锻炼指导患者自主反复进行收缩肛门及阴道的动作,每次收缩3秒后放松,连续15~30分钟,每日进行2~3组锻炼,4~6周为1个疗程,但一定注意不要同时收缩腹肌及大腿肌肉。正确的锻炼方法可以加强薄弱的盆底肌肉组织力量,增强盆底支持力,改善并预防早期脱垂的进一步发展。有条件的患者,也可以到专业的医疗机构接受盆底肌肉电刺激和生物反馈训练,这是近10年临床应用比较有效的盆底治疗方法,临床治疗有效率可以达到80%,且没有任何损伤性,治疗效果持续稳定,已经是Ⅰ~Ⅱ度脱垂患者的首选治疗方法。

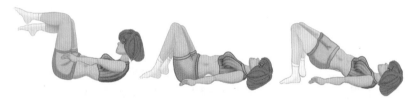

盆底功能锻炼

2) 子宫托：是一种支持子宫和阴道壁并使其维持在阴道内而不脱出的工具，有支撑型和填充型。以下情况尤其适用子宫托治疗：全身状况不适宜做手术；妊娠期和产后；膨出面溃疡，手术前促进溃疡面的愈合。子宫托也可能造成阴道刺激和溃疡。子宫托放置后，应间断性取出、清洗并重新放置，否则会出现瘘的形成、嵌顿、出血和感染等严重后果。

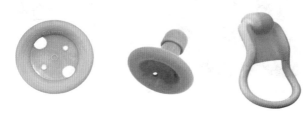

不同类型的子宫托

3) 中药和针灸：补中益气汤（丸）等有促进盆底肌张力恢复、缓解局部症状的作用。

(2) 手术治疗：对脱垂超出阴道口的有症状的患者可考虑手术治疗。根据患者不同年龄、生育要求及全身健康状况，治疗应个体化。手术的主要目的是缓解症状，恢复正常的解剖位置和脏器功能，有满意的性功能并能够维持效果。手术分为封闭手术和重建手术。

1) 阴道封闭术：包括阴道半封闭术（又称 LeFort 手术）和阴道全封闭术。该手术将阴道前后壁剥离创面相对缝合以部分或完全封闭阴道。术后失去性交功能，故仅适用于年老体弱不能耐受较大手术者。

2) 盆底重建手术：主要通过吊带、网片和缝线把脱垂的阴道穹窿组织或宫颈韧带悬吊固定于骶骨前、骶棘韧带，子宫可以切除或保留。手术途径可经阴道或经腹腔镜或开腹完

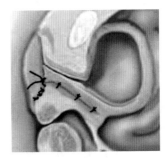

阴道封闭术

成,目前应用较多的是子宫、阴道骶骨前固定术、骶棘韧带固定术、高位骶韧带悬吊术,以及经阴道植入网片盆底重建手术。

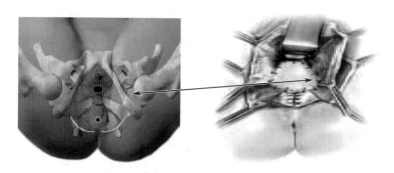

盆底网片植入术

3)术后处理及随诊:绝经后阴道黏膜萎缩者,建议术后开始局部使用雌激素制剂,每周 2 次,应用至少半年以上。术后 3 个月内避免增加腹压及负重。禁性生活 3 个月,或者确认阴道黏膜修复完好为止。术后建议终身规律随访,及时发现复发、处理手术并发症。

7. 如何预防盆底功能障碍性疾病

盆底功能障碍性疾病是一种退行性疾患,应做到预防为主,防治结合。

(1)青年时期:做好计划生育,避免多产;加强孕期产褥期保健,定期做产前检查,孕期注意劳动保护,尤其怀孕晚期,应适当休息,不要参加过重体力劳动;用新法接生,及时处理滞产、难产,减少盆底损伤;产后注意休息,增加营养,做产后体操,做腹肌和提肛肌收缩锻炼;产后早下床活动,但不宜做过多过重的体力劳动,也应避免久站、久坐、久蹲。

(2)中老年时期:从中年开始做盆底肌锻炼,及时治疗便秘、慢性咳嗽,适当控制体重,尽量减少提重物和增加腹压的锻炼项目。

8. 什么是尿失禁

(1)尿失禁是由于膀胱括约肌损伤或神经功能障碍而丧失排尿自控能力,导致尿液不自主地流出。

(2)尿失禁可分为充溢性尿失禁、无阻力性尿失禁、反射性尿失禁、急迫性尿失禁及压力性尿失禁5类。①充溢性尿失禁是由于下尿路有较严重的机械性(如前列腺增生)或功能性梗阻引起尿潴留,当膀胱内压上升到一定程度并超过尿道阻力时,尿液不断地自尿道中滴出,这类患者的膀胱呈膨胀状态。②无阻力性尿失禁是由于尿道阻力完全丧失,膀胱内不能储存尿液,患者在站立时尿液全部由尿道流出。③反射性尿失禁是由完全的上运动神经元病变引起,排尿依靠脊髓反射,患者不自主地间歇排尿(间歇性尿失禁),排尿没有感觉。④急迫性尿失禁可由部分性上运动神经元病变或急性膀胱炎等强烈的局部刺激引起,患者有十分严重的尿频、尿急症状,由于强烈的逼尿肌无抑制性收缩而发生尿失禁。⑤压力性尿失禁是当腹压增加时(如咳嗽、打喷嚏、上楼梯或跑步时)即有尿液自尿道流出,引起这类尿失禁的病因很复杂,需要进行详细检查。压力性尿失禁分3级:Ⅰ级只发生在剧烈压力下,如咳嗽、打喷嚏或慢跑;Ⅱ级发生在中度压力下,如快速运动或上下楼梯;Ⅲ级发生在轻度压力下,如站立时,但患者在仰卧位时可控制尿液。

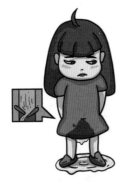

张力性尿失禁

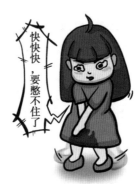

急迫性尿失禁

9. 尿失禁有哪些危害

（1）尿失禁患者不敢咳嗽、大笑或运动，怕忍不住尿裤子；也不敢出门逛街，怕找不到洗手间就不敢出去，尿失禁限制了患者的活动范围。

（2）反复的尿失禁，整个会阴部处于潮湿状态，容易引起感染，引起局部皮肤溃烂等情况。

（3）尿失禁患者往往会有社交恐惧症，害怕与人交往。经常尿失禁的患者，身上可能会有尿骚味，怕身边的人闻到，而不愿意和别人去交往，刻意与人保持距离，容易出现自闭、抑郁等症状。

因此，尿失禁对人体的影响是方方面面的，尿失禁患者应及时治疗，避免情况进一步恶化。

10. 如何治疗尿失禁

治疗应根据是急迫性尿失禁、压力性尿失禁、充溢性尿失禁和真性尿失禁等不同类别进行决断，治疗方案是不同的。

（1）压力性尿失禁：压力性尿失禁患者可以做盆底康复性训练或做凯格尔运动，通过重复缩放部分的骨盆肌肉进行锻炼，使受损的肌肉、神经得到恢复。另外，有一部分患者可能需要做尿道中段悬吊术，才能解决问题。

（2）急迫性尿失禁：急迫性尿失禁患者可以服用 M 受体阻滞剂或者 β 受体激动剂，可以让膀胱逼尿肌放松，缓解急迫性尿失禁的情况。如果还不行，可以考虑做膀胱的起搏器，减少发生尿频、尿急的情况。

（3）充溢性尿失禁：充溢性尿失禁是因为膀胱里的尿太多，胀得太厉害之后慢慢流出来，一般见于神经性膀胱和前列腺增生的患者。如果是梗阻引起的，把梗阻解除就可以解决问题。

（4）真性尿失禁：真性尿失禁是由于尿道括约肌受损，失去弹性及闭合的能力，这时候就需要做人工尿道括约肌置入术。通过植入机械的括约肌装置达到控尿的目的。这样排小便的时候，一按开关，括约肌就打开了,尿液就可以流出来。平常一按开关括约肌就收缩了,然后尿液就流不出来,称为人工括约肌。

因此,尿失禁需要根据不同的类型,不同的原因,以及不同的程度来制定治疗方法。

11. 如何预防尿失禁

(1)要有乐观、豁达的心情,学会自己调节心境和情绪。加强体育锻炼,积极治疗各种慢性疾病。

(2)防止尿道感染,养成大小便后由前往后擦手纸的习惯,避免尿道口感染。性生活前,夫妻先用温开水洗净外阴,性交后女方立即排空尿液,清洗外阴,若性交后发生尿痛、尿频,可服抗尿路感染药物3~5天,在炎症初期快速治愈,保持有规律的性生活。

(3)积极治疗各种慢性病,改善增加腹压的慢性症状,如便秘、咳嗽等。

(4)进行适当的体育锻炼和盆底肌群锻炼,最简便的方法是每天晨醒下床前和晚上就寝平卧后,各做45~100次紧缩肛门和上提肛门活动,可以明显改善尿失禁症状。

(5)妇女生孩子后要注意休息,不要过早负重和劳累,每天应坚持收缩肛门5~10分钟,平时不要憋尿,还要注意减肥,如果有产伤要及时修复。

(6)早发现,早治疗,如果发现阴道有堵塞感,大小便或用力时有块状物突出外阴,阴道分泌物有异味或带血,排尿困难、不顺畅、尿频或失禁、腰酸、腹坠等症状,应及时就诊,防止盆腔器官脱垂。

（吕爱明　李　叶）

第十二章　女性性功能障碍

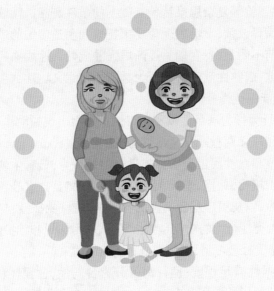

1. 如何正确理解性生活

（1）性欲是一个极复杂、多层次、多含义的概念，很难用简单的定义加以确切描述，它不仅体现生物学驱动力，也是生物学、心理学、社会学和宗教文化相互作用的终点。

（2）性欲是人类本能之一，是一种在一定生理心理基础上由性刺激激发，希望释放性张力的欲望。性刺激可以来自触觉、视觉、听觉、嗅觉及味觉等非条件的感官刺激，也可以是建立在性幻想、性意识、性知识、性经验等复杂思维活动基础上的条件刺激。性欲可分为接触欲和胀满释放欲，女性表现为要求抚摸和阴道容纳的欲望。性欲在青春期前不明显，青春期后逐渐增强并成熟。性成熟后的性欲称为成熟性欲，成熟性欲使得性行为具有生殖意义。性欲在绝经后逐渐减弱，但能保持终身。

（3）性行为指为满足性欲和获得性快感而出现的动作和活动，可分为狭义和广义两种。狭义性行为专指性交（sexual intercourse），即以男性阴茎和女性阴道交媾方式进行的性行为，具有生殖意义。广义性行为指接吻、拥抱、爱抚、手淫、口交、肛交及自慰等各种性刺激形成的行为，以及更广泛意义上的各种准备性、象征性、与性有联系的行为。人类性行为的功能是繁衍后代、获得愉悦和维护健康，最重要的特征是受社会习俗、道德规范和法律的约束。

（4）根据性满足程度，性行为可分为目的性、过程性和边缘性3种。目的性性行为指合乎生物学上"性交目的性"规则的性行为，专指性交。过程性性行为指目的性性行为以外的各种性行为，如爱抚、接吻、手淫、口交等。边缘性性行为的概念比较模糊，指介于性行为和非性行为之间的具有性爱意义的行为，如两性相悦时的眉眼传情和悄悄情话,以及社交场合中男女身体接触时的"异性效应"等。事实上,人类以生殖为目的的性行为所占的比例很小。

(5)根据性对象可将性行为分为个人性行为和社会性性行为。个人性行为指以人体自身、物品器具、动物、幻想的人作为性对象或性对象缺如。根据社会文化是否认可和对身心健康是否有益,性行为可分为正常性行为和异常性行为,符合时代社会道德规范和有利于身心健康的性行为属于正常性行为,反之属于异常性行为,但两者间并无决然分界,可因社会发展而改变。

(6)性行为的连续过程称为性生活。以目的性性行为为例,包括双方性信号传递、性交前爱抚、性交及性交后爱抚等过程。性欲是性生活的驱动力,而性生活是性张力释放的载体。理想的性生活应是双方自愿的、和谐的和愉快的,是充分的生理释放和心理宣泄,并有愉悦的精神享受。

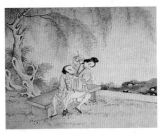
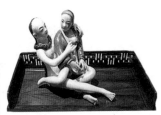

2. 哪些因素可以影响性欲和性行为

人类的性欲和性行为是多因素综合作用的结果。性行为是一种本能,个体的心理因素、性遗传特征、生殖器解剖结构以及神经内分泌因素,都可以直接或间接影响性欲和性行为。

(1)心理因素:是人类性行为独有的影响因素,直接决定性行为的动力和方式,也可通过影响性别认同和性取向,间接决定性行为。确认自身在出生时被社会指定的性别,称性别认同。儿童自3~4岁开始辨认出生时被父母和社会指定的性别,指定性别影响其一生在服饰、言语、举止、人际交往及职业活动的性别特征。绝大多数人认同被社会指定的性别,但有 0.2%~0.6% 的人并不认同,表现出与指定性别不一致的行为举止,称为跨性别。跨性别不包括由于生殖器畸形而导致的出生时的性别误判。性取向指对特定性别的性伙伴的永久吸引。绝大多数人的性取向为异性,但约有 5% 男性和 2% 女性的性取向为同性,称为同性恋,也有少数人的性取向为双性。跨性别和同性恋并无关联,跨性别者多为异性恋,但也可同性恋。跨性别者和同性恋者虽为少数,但并无人格障碍,需要被社会接受。同性结婚已在一些国家和地区获得了法律认可。

(2)遗传因素:通过对双胎的遗传学研究发现,个体长期的性功能水平及性功能障碍的易感性主要受遗传因素影响,而性功能的短期改变主要受环境因素影响。

(3)社会因素:人的社会属性决定人类性行为是特殊的社会行为,两性关系是一切人际关系的前提和起源。社会以其风俗、宗教、伦理、规章及法律,修饰和制约个人性行为的内容和方式,使人类性行为接受社会的制约。但随着科学发展和人类对自身行为认识的深入,社会对人类性行为多样性的认可度也在不断改变。

3. 什么是女性性反应周期

性反应指人体受性刺激后,身体出现可感觉到、观察到并能测量到的变化。这些变化不仅发生在生殖器,也可以发生在身体其他部位。人类的性欲因性刺激而被唤起,进而性兴奋,性兴奋积蓄到一定强度,达到性高潮,从而使性能量释放,同时出现行为、生理及心理的阶段性变化模式和周期性变化规律,即性反应周期,女性反应周期与男性基本相似。

(1)性欲期:指心理上受非条件性和 / 或条件性性刺激后对性的渴望阶段。此期以性幻想和对性渴望为特征,只有心理变化,无明显生理变化。

(2)性兴奋期:指性欲被唤起后机体开始出现的性紧张阶段。此期主要表现为阴道润滑和生殖器充血。阴道湿润一般出现在性刺激10~30 秒后,液体来自阴道壁渗出、宫腔液及前庭大腺等。血管充血使阴蒂和大小阴唇肿胀及阴道长度增加。全身反应有乳房肿胀和乳头勃起、心率加快、血压轻度升高、呼吸略快及肌肉紧张等。心理上表现为性兴奋。

(3)性持续期：指性兴奋不断积聚、性紧张持续稳定在较高水平阶段，又称平台期、高涨期。此期生殖器充血更明显，阴蒂勃起，阴道更湿润，阴道外1/3段呈环状缩窄而内2/3段扩张伴子宫提升，乳房进一步肿胀，全身肌肉紧张更明显并出现部分肌强直，心率及呼吸继续加快，血压进一步升高。心理上进入明显兴奋和激动状态。

(4)性高潮期：指在性持续期的基础上，迅速发生身心极度快感阶段，是性反应周期中最关键、最短暂阶段。伴随性高潮到来，阴道和肛门括约肌发生不随意的节律性收缩，子宫也发生收缩和提升，同时伴面部扭曲、全身痉挛、呻吟、出汗及短暂神志迷惘。心率、呼吸进一步加快，血压进一步升高。性高潮只持续数秒至数十秒。在这短暂时间里，通过强烈的肌肉痉挛使逐渐积累的性紧张迅速释放，心理上感受到极大的愉悦和快感。

(5)性消退期：指高潮后性紧张逐步松弛并恢复到性唤起前状态的阶段。此期第一个生理变化是乳房肿胀消退，随后生殖器充血、肿胀消退，全身肌张力恢复正常，心率、血压和呼吸均恢复平稳。感觉舒畅，心理满足。女性不存在不应期，只要有持续的性刺激，能连续出现性高潮。

(6)以上线性模型基本依据男性性反应周期划分，但女性有其特点：女性性欲期可发生在性兴奋之后，因此女性性欲可分为自发性和反应性两类。女性的性唤起除生物学基础外更多依赖于社会心理基础；女性主观性唤起与生殖道性唤起并不一致，一些主诉性唤起障碍的妇女事实上在性刺激时生殖道的充血和润滑反应并无异常。许多妇女性行为的目的并非一定要达到性高潮，一些妇女虽未出现性高潮，但也同样愉悦，所以女性不出现性高潮期也属完整的性反应周期。

4. 什么是女性性功能障碍

女性性功能障碍指女性性反应周期一个或几个环节发生障

碍,或出现与性交有关的疼痛。由于诊断标准不统一和客观评判标准不及男性,关于女性性功能障碍发生率的报道差异较大。国外报道,女性性功能障碍的总发生率约 40%,在围绝经期和绝经后妇女中发生率可超过 50%,但造成心理痛苦者仅有 10% 左右。国内资料不多,一项对 540 名 23~55 岁健康妇女的调查发现,性生活不满意占 55.5%,性高潮困难占 39.7%,性交频率每月少于 2 次占 31.75%。

5. 女性性功能障碍的表现有哪些

(1)性兴趣或性唤起障碍:指性兴趣或性唤起缺乏或显著低下,在下列各项中出现至少三条:①在性活动中,兴趣缺乏或低下;②性或性欲想法或幻想缺乏或低下;③主动发起性活动缺乏或减少,也不接受性伙伴的启动;④在性活动中,几乎总是或在 75%~100% 的性接触中性兴奋或性愉悦缺乏或低下;⑤在任何内在或外部的性或性暗示(文字、语言或视频)刺激时,性兴趣或性唤起缺乏或低下;⑥性活动中,75%~100% 的性接触中,生殖道或非生殖道感觉缺乏或低下。

(2)性高潮障碍:指在性活动中,总是或几乎总是(75%~100% 的场合)出现下列中的任何一条:①性高潮明显延迟、很少发生或缺失;②性高潮的感觉强度明显降低。

(3)生殖道盆腔痛或插入障碍:指持续或反复发生下列中的一条或更多:①在性交过程中阴道插入困难;②在性交中或试图插入时,有明显的外阴阴道痛或盆腔痛;③对预期发生的阴道插入、插入过程或由于插入引起的外阴阴道痛或盆腔痛,有明显的恐慌或焦虑;④在试图阴道插入时盆底肌明显紧张或收缩。

(4)上述症状持续至少 6 个月,不能用性以外的精神疾病、与性伙伴关系不睦或其他值得注意的应激来解释,也不能归咎于物质、药物或其他疾病的影响。每种性功能障碍均可分为终身性(原发性)和获得性(继发性)、完全性和境遇性、器质性和功能性。

6. 哪些因素与性功能障碍有关

性功能的影响因素是多样化的,特别是现代社会女性,工作和生活压力都较大,性生活质量可以受到很多因素影响,主要包括:

(1)社会心理因素:羞怯、忧郁、焦虑、畏惧、紧张、憎恨、悲痛等情感因素,均可抑制女性性欲和性唤起,引起这些心理反应的社会或个人原因包括宗教或传统保守文化,既往痛苦或创伤性性经历,夫妻关系不睦,过度压力、担心妊娠或性传播性疾病等。

(2)年龄和绝经因素:随着妇女年龄增加,尤其在绝经后出现的生殖道萎缩、盆腔血流量减少、盆底肌肉张力降低及阴道干燥等,均可影响女性生殖道的性反应。但也有流行病学资料显示,绝经对性生活及其满意度并无明显影响,可能与调查人群的人种及社会文化背景等因素有关。

(3)手术因素:最常见的是双侧卵巢切除导致卵巢缺失。外阴癌根治术后,直接破坏外生殖器解剖,对性功能影响极大。子宫和阴道手术也可因改变阴道解剖结构和盆腔血流及破坏盆腔神经等原因影响性功能。乳腺癌根治术可因性敏感区和体型破坏或因心理因素影响性功能。

(4)放疗因素:因肿瘤实施放疗,能引起卵巢功能损伤和阴道粘连或顺应性改变,影响性功能。

(5)神经性因素:许多中枢和外周神经系统的疾病和损伤,均可引起女性性功能障碍,如脊髓损伤或退行性病变、癫痫、糖尿病性神经病变等。

(6)血管性因素:高血压、糖尿病、动脉粥样硬化、心脏病等疾病,能影响盆腔脏器血供,导致性刺激时进入阴道和阴蒂的血流减少,称为阴道充血和阴蒂勃起供血不足综合征。

(7)妊娠和产后因素:妊娠期因对胎儿关心和自身体型改变,产褥期因会阴疼痛、阴道分泌物减少及生殖器尚未复旧等因素,引起女性性功能减退。

(8)妇科和泌尿系统疾病:如子宫内膜异位症、外阴阴道炎症、压力性尿失禁等。

(9)药物性因素:任何能改变人精神状态、神经传导、生殖系统血流和血管舒缩功能及性激素水平的药物(包括酒精),均可能影响女性性功能,发生率在 20% 左右。

(10)性知识、性技巧缺乏:包括不了解女性性反应特点、缺乏适当性刺激和交流技巧、选择不适宜时间和地点等。

7. 如何治疗性功能障碍

女性性功能障碍的治疗必须充分考虑女性性反应的复杂性和主观感受,而不是单纯依据客观的生理指标,治疗方法也应个体化且综合化,主要治疗手段包括:

(1)心理治疗:在全面掌握病情特点和明确性功能障碍类型的基础上综合分析,准确判断患者性心理障碍的类型和程度,结合其个性特征、文化、宗教背景等,制定有针对性的治疗方案。鼓励性伙伴同时接受心理治疗。

(2)一般治疗:包括提供有关性的基本知识和技巧,鼓励阅读介绍性知识的专业书籍,纠正由于社会误导而形成的对性的曲解;建议性生活时双方相互沟通,商量改变性交姿势、性生活时间及地点;尝试性幻想、使用背景音乐、视频,推荐使用润滑剂等。

(3)行为疗法:依据条件反射学说和社会学理论,纠正不正确行为。常用的方法有:①性感集中训练:即训练自己的主观性感受。可分三个阶段:第一阶段的重点是指导女方集中精力体验由男方爱抚身体所激发的感觉,但不触及生殖器和乳房;第二阶段的重点是生殖器刺激,但避免性交;第三阶段又称无需求性交阶段,在对生殖器刺激已发生良好反应的基础上,开始性交,重点是无需求(不追求性高潮)和以调整愉悦为定向的性体验。②自我刺激训练:指导患者通过手淫或借助振荡器方法获得性高潮。成功的性高潮体验,有助于增强患者性欲和树立自信心。自我刺激成功后,性伴侣加入,一起体验性高潮。③盆底肌肉锻炼:训练患者交替收缩和舒张盆底肌肉,以提高盆底肌群的张力和性交时阴道感觉的敏感性。④脱敏疗法:也称阴道扩张法,针对插入障碍,利用一系列大小不等的阴道扩张器或用自己或性伴侣的手指,逐渐扩张阴道。

(4)药物治疗:外周作用药物通过松弛血管平滑肌和促进血流,促进生殖器充血和阴道湿润。主要药物有磷酸二酯酶-5抑制剂、前列腺素等。但外周作用药物对妇女的作用不及男性。鉴于女性的性体验更多依赖于主观性唤起,使用中枢作用药物可能比男性更为合适,主要药物有黑皮质素受体激动剂、多巴胺受体激动剂等。无论绝经与否,雄激素制剂可明显改善女性患者的性欲和性生活满意度,但长期应用有男性化、心血管疾病等潜在副作用。雌激素和雌激素受体调节剂可改善阴道干燥。性激素可全身用药,也可局部用药。另外,抗抑郁药,如丁胺苯丙酮、曲唑酮、氟西汀等,可以通过增强多巴胺和抑制5-羟色胺、催乳激素等作用,提高性欲。

8. 如何提高女性生活质量

性生活是人类心理和生理的正常需求和表现,也是家庭生活不可缺少的组成部分。女性应该在性生活中扮演主动角色,共享其乐。健康幸福的性生活是每一个女性都需要的生活必须追求。女性性唤起常滞后于男性,也可出现于性兴奋之后;性可以不以性高潮为最终目的,但性高潮体验比男性强烈,并可连续出现,性消退期比较缓慢,无性不应期;性敏感区分布广泛;视觉不及男性,但对触觉敏感;主观和客观性反应不一致等。充分了解女性性反应的特点,有助于提高女性性反应。

9. 性爱是需要主动的

(1)女性应根据自己的性欲和性能力,主动过好性生活。中年女性每周应保持一次左右的性生活,如性欲较强,也可适当增加。但切忌人为地压抑性欲。

(2)适当的体育运动,如瑜伽、跑步、健身操等,可以恰到好处地修饰女性体型,也从心理上产生一种积极、愉悦的情感,提升女性自信与幸福感。

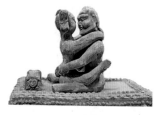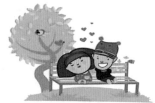

(3)有些女性会表现或轻或重的"更年期综合征"症状,这对性生活有一定影响,除心理疏导外,可以在医生指导下适当服用雌激素、谷维素、维生素 B_6 等药物。

(4)适当改进性生活方式,转换角色,只要生理需要,女方应积极向男方发出性信号,主动与男方亲昵,这样做有利于提高男方的性兴趣,激发男性的性欲望。性生活中应充分爱抚,双方应当利用充足的时间进行亲吻、拥抱、抚摸,包括对生殖器官的触摸,可以延长每一个爱抚动作的时间,改变抚摸的节奏和力度,从而为获得性高潮打下基础。中年人大都开始发胖,体重增加可改变传统男上女下的性交姿势,如侧卧位、女上男下等,但姿势的改变需要双方去摸索和体验。

(5)一些中老年女性,由于性器官功能减退,阴道变得松弛没有弹性,男性在性爱时感受不到紧握感,会使性爱质量大大降低,与此同时女性的快感也不会很强烈,因此要做好阴道的保养。盆底肌训练以及阴道哑铃训练,可以帮助女性在轻松有效的盆底肌训练中紧握内在之美,提升性生活满意度。

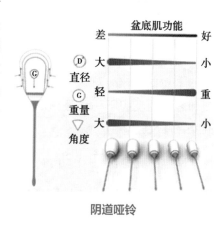

阴道哑铃

(吕爱明　李 叶)

第十三章　妇科手术的麻醉

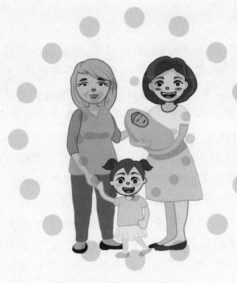

妇科手术主要涉及盆腔和腹腔中卵巢、子宫、阴道等重要器官。常见手术包括：开腹手术，比如子宫与附件手术、巨大卵巢肿瘤手术、宫外孕破裂手术等；腹腔镜手术，比如腹腔镜下子宫肌瘤剔除术、卵巢囊肿剔除术等；经阴道手术，比如阴式子宫切除术等；妇科内镜检查与手术，比如宫腔镜、阴道镜、输卵管镜检查等；计划生育手术，比如人工流产、诊断性刮宫等。随着麻醉安全性的提高和舒适化医疗的进展，越来越多的患者希望在手术过程中可以处于睡眠状态，避免产生不良记忆，这对麻醉医生的工作提出了更高要求。

1. 妇科手术的麻醉特点

除了宫外孕、会阴部外伤、子宫穿孔、卵巢囊肿扭转等紧急手术外，大部分妇科手术属于择期手术，可采用全身麻醉、椎管内麻醉或者两者复合的麻醉方式，麻醉前要做好充分准备。妇科手术以中老年妇女为多，随着人口老龄化的进展，老龄患者常可并存高血压、心脏病、糖尿病、慢性支气管炎等疾病，或继发贫血、低蛋白血症和电解质紊乱，麻醉前应给予治疗和纠正。计划生育相关检查与手术属于日间手术范畴，患者术前多在门诊完成相关检查与评估，麻醉多采用非气管插管全身麻醉，需要术前对患者进行详细宣教以及术中严密的观察处置，及时发现问题并处理。对于重大手术涉及盆腔深部和阴道的操作，要求麻醉有充分的镇痛和肌肉松弛，注意特殊体位如头低位、截石位对呼吸、循环及血流动力学影响并预防周围神经和肌肉长时间压迫损伤。急诊手术的风险最常见为出血，需要详细评估患者失血状况，根据实际情况选择麻醉方式，术中加强监测，保证各器官灌注，术后严密观察，预防感染及心、肺、肾等重要脏器的继发性损伤。

2. 妇科手术麻醉的术前准备

择期手术前一天麻醉医生需要对手术患者进行术前访视,根据患者病史、体格检查、实验室检验与特殊检查结果、患者的精神状态等情况对患者整体状况作出评估,选择麻醉方式,制定围术期管理方案,并和患者及家属充分沟通后签署麻醉知情同意书。术前访视是麻醉必不可少的环节,也是麻醉医生与患者充分沟通的重要时间,优质的术前访视是确保麻醉成功的必要条件。

(1)术前宣教:针对不同患者,采用卡片、多媒体、展板等形式重点介绍麻醉、手术、术后处理等围手术期诊疗过程,缓解其焦虑、恐惧及紧张情绪,使患者知晓自己在此计划中所发挥的重要作用,获得患者及其家属的理解、配合,包括术后早期进食、早期下床活动等。

(2)术前戒烟、戒酒:吸烟与术后并发症发生率和病死率的增加具有相关性,可致组织氧合降低引发伤口感染、肺部并发症增加及血栓栓塞等。研究发现,戒烟至少2周方可减少术后并发症的发生。戒酒可缩短住院时间,降低并发症发生率和病死率,改善预后。戒酒时间长短对器官功能的影响不同,戒酒2周即可明显改善血小板功能,缩短出血时间,一般推荐术前戒酒4周。

(3)术前访视与评估:术前应全面筛查患者营养状态、心肺功能及基础疾病,并经相关科室会诊予以纠正及针对性治疗,术前将患者调整至最佳状态,以降低围手术期严重并发症的发生率;审慎权衡手术指征与麻醉、手术的风险及患者耐受性,针对伴随疾患及可能的并发症制定相应预案。术前麻醉访视时,麻醉科医生应仔细询问患者病史(包括伴随疾病、手术史、过敏史等),进行美国麻醉医师协会(ASA)分级、气道及脊柱解剖的基本评估。可以采用改良心脏风险指数(revised cardiac risk index,RCRI)评价围手术期严重心脏并发症的风险,包括:

- 缺血性心脏病史;
- 充血性心力衰竭史;
- 脑血管病史;

- 需要胰岛素治疗的糖尿病;
- 慢性肾脏疾病(血肌酐>176.8μmol/L);
- 胸腹腔及大血管手术。

对于合并肝脏疾病及黄疸患者,应特别关注患者的凝血功能、有无合并低蛋白血症、血胆红素水平等指标,以指导麻醉方案的设计和管理。

采用代谢当量(metabolic equivalent,MET)评级可预测术后心血管事件发生率,当代谢当量<4MET时提示心功能差,术后心血管事件发生率高。心功能好的患者,即使有稳定型缺血性心脏病或其他危险因素,其预后也较好。

(4)术前禁食禁水:手术患者在接受手术或检查前一段时间内不能进食各种食物、水或饮品,这是保证患者安全的重要措施,是麻醉医生高度重视的问题。术前短时间内进食进水最主要的危险是麻醉后因为反流、呛咳等原因造成误吸。患者在麻醉诱导或深度镇静等状态下,一些保护性反射功能被抑制,当口腔、食管或胃里残留的食物或消化液反流到口咽部后误入呼吸道内,可引起呼吸道梗阻、气道痉挛以及吸入性肺炎,影响患者通气换气功能,严重者甚至窒息死亡。术前禁食禁水有利于胃内容物的排空,减少消化液分泌,从而降低反流导致的误吸风险。

目前国内大多数医院遵循传统的方式,即从手术前的午夜起,停止进食一切固体或流体食物。考虑到固体食物和清澈液体在胃内排空速度的不同,中华医学会麻醉学分会发布的《成人与小儿手术麻醉前禁食指南(2014)》中建议手术麻醉前禁食的时间见表13-1。

表13-1　手术麻醉前禁食的时间

食物种类	禁食时间 /h
清饮料	2
母乳	4
牛奶和配方奶	6
淀粉类固体食物	6
脂肪类固体食物	8

上述"2-4-6-8原则"只是一般性原则,并不适用于一些特殊患者和手术。一些存在消化道梗阻、肥胖、困难气道等问题或处于应激状态下的患者,需要更长的禁食禁水时间,所以应该个体化解决这一问题。无论患者进行全身麻醉还是椎管内麻醉都需要术前禁食禁水。椎管内麻醉,同样会使部分肌肉松弛,引起胃内容物反流,也可能在术中使用一些镇静镇痛药物,而这些药物都会减弱人体正常的保护性反射。手术过程中还可能根据术中情况进行手术麻醉方案的调整,将椎管内麻醉改变为全身麻醉,所以,禁食禁水对接受手术患者非常重要。

(5)ERAS理念的术前禁食禁水规定:ERAS(enhanced recovery after surgery,ERAS)又称快速康复外科,是指采用有循证医学证据的围手术期处理的一系列优化措施,通过外科、麻醉、护理、药学、营养以及康复等多学科联合,减少手术患者生理以及心理的创伤应激,达到快速康复的目的。快速康复外科工作可以让患者手术后的恢复加快,伤口愈合快,可以及早治疗出院,缩短患者的住院时间,降低住院费用,有利于患者康复的同时还可以降低医疗成本。目前提倡禁水时间延后至术前2h,之前可口服清饮料,包括清水、糖水、无渣果汁、碳酸类饮料、清茶及黑咖啡(不含奶),不包括含酒精类饮品;禁食时间延后至术前6h,之前可进食淀粉类固体食物(牛奶等乳制品的胃排空时间与固体食物相当),但油炸、脂肪及肉类食物则需要更长的禁食时间。术前推荐口服含碳水化合物的饮品,通常在术前10h予患者饮用12.5%的碳水化合物饮品800ml,术前2h饮用≤400ml。以下患者不适合ERAS禁食禁水要求:①急诊创伤,需要紧急手术的患者;②消化道严重梗阻患者;③严重糖尿病导致胃排空受到影响的患者;④术前伴有严重恶心、呕吐的患者。

(6)有并发症患者的术前服药

1)降压药:长期口服降压药的患者,术前一般按照常规服用。术前长期服用β受体阻滞剂的患者手术当天早晨可继续服用。ACEI(比如雷米普利、贝那普利、福辛普利、卡托普利等)和ARB类(如厄贝沙坦、氯沙坦、缬沙坦、替米沙坦等)降压药是否持续使用尚存争议,如条件许可提前更换为 CCB 类(比如氨氯地平、硝苯地平等)药物。还有一些患者服用一种含"利血平"成分的降压药(如利血平片、复方降压片等),需要提前停用 1 周以上。平稳控制血压对手术麻醉的顺利进行非常重要。

2)降糖药:糖尿病患者手术当日停用降糖药和长效胰岛素注射剂,以免引起低血糖。磺脲类(格列吡嗪、格列喹酮、格列齐特等)和非磺脲类(那格列奈)药物可能引起低血糖,术前最好停用 24h。停药期间使用普通胰岛素控制血糖。

3)抗凝抗聚类药物:阿司匹林、氯吡格雷等抗血小板聚集类药物是否停药尚有争议。一般来说对于心血管事件低风险的患者术前建议常规停药 1 周,以降低围手术期出血的风险。

4)抗精神疾病药物:除单胺氧化酶抑制剂类药物(比如苯乙肼、溴法罗明、苯环丙胺等)建议提前停药 2 周以上外,其余药物可按服用习惯继续使用。单胺氧化酶抑制剂类药物与麻醉药物常有配伍禁忌或协同作用。术前请务必告知麻醉医生用药的具体类型。

5)糖皮质激素:术前常规使用糖皮质激素类药物(泼尼松、甲泼尼松、泼尼松龙、氢化可的松、地塞米松等)的患者持续用药至手术当日(无论是口服或吸入用药)。

以上仅列举了常见的长期用药,还有很多药物未包含其中。患者需要在麻醉医生术前访视时如实说明,麻醉医生会根据手术麻醉方案及患者的病情需要对术前用药进行指导。另外,所有手术当日需继续服用的药物,可以用少量清水口服,服药时勿大量饮水,避免增加反流误吸的风险。

(7)日间手术的术前评估和准备:由于日间手术患者手术当日来医院,麻醉科医生与患者接触时间短,患者术前到专门的术前麻醉评估门诊进行评估,既有利于保证患者的安全,也可避免因评估及准备不足导致手术延期或取消,同时还能减轻患者对手术麻醉的焦虑。

1)评估方法:原则上日间手术患者术前需到麻醉门诊就诊,进行评估及准备,对于病情较复杂者尤为重要。手术当日麻醉科医生应于手术开始前与患者进行面对面直接沟通和评估。

2）评估内容：主要包括三个方面：病史、体格检查、辅助检查。具体评估内容参照住院患者的评估。对于日间手术麻醉前评估，尤其要注意辨别患者术中可能出现的特殊麻醉问题，包括困难气道、恶性高热易感者、过敏体质、肥胖症、血液系统疾病、心脏病、呼吸系统疾病以及胃食管反流性疾病等。

3）术前检查及准备：术前检查的内容应根据患者病情和手术方式、麻醉方法选择，与住院患者必需的检查项目一致。各项化验检查均应在手术前完成，若术前检查后患者病情发生变化，建议术前复查能反映病情变化的相关项目。对于有并存疾病的患者，在仔细评估病情的基础上安排合理的术前准备，必要时和相关学科医生共同制定术前准备方案并选择合适的手术时机，以增加患者对麻醉手术的耐受性和安全性。

4）术前须知及用药：术前常规禁食、禁水、戒烟。推荐参照美国麻醉协会（ASA）术前禁食规定：术前 8h 禁食固体食物，术前至少 2h 禁止摄取清亮液体。做好患者的术前宣教以及咨询工作，同时履行告知义务，签署手术、麻醉知情同意书。

原则上不需要麻醉前用药。对明显焦虑、迷走张力偏高的患者可酌情用药。

3. 妇科手术麻醉方法的选择

妇科手术常用的麻醉方法包括椎管内麻醉和全身麻醉。随着腹腔镜手术普遍开展和患者对舒适化的追求，全身麻醉所占比例越来越大，选择椎管内麻醉复合全身麻醉的方法也常见。

（1）椎管内麻醉：椎管内麻醉分为蛛网膜下隙阻滞、硬脊膜外阻滞、蛛网膜下隙与硬脊膜外联合阻滞麻醉和骶管阻滞。有以下禁忌证的患者不适合椎管内麻醉：①中枢神经系统疾病，特别是脊髓或脊神经根病变；②穿刺部位有炎症或感染者；③合并心血管疾病，循环功能储备差，不易耐受血压波动患者；④休克；⑤慢性贫血患者；⑥脊柱外伤或有严重腰背痛病史者；⑦对局部麻醉药或阿片类药物过敏者；⑧腹内压明显增高者，如腹腔巨大肿瘤；⑨精神病、严重神经官能症以及小儿等不合作患者；⑩月经期女性、正在服用抗凝药物如阿司匹林患者。

首先了解一下女性生殖器官的神经分布特点。

女性骨盆内脏主要由自主神经系统的副交感神经支配。这些副交感神经节前纤维起源于 S_2、S_3 和 S_4 神经根的盆腔内脏神经，节前副交感神经纤维在下腹部（盆腔）丛中的突触，与直肠、子宫、卵巢和子宫管相邻。节后副交感神经从下腹下神经丛到相应的盆腔内脏。来自卵巢、子宫颈、子宫和子宫体的疼痛传入，沿着交感神经纤维回到脊髓（T_{11} 或 T_{12} 至 $L_1 \sim L_2$ 水平）。来自子宫颈和阴道（腹膜下结构）的疼痛纤维通过盆腔内脏神经回到脊髓（$S_2 \sim S_4$）。这些疼痛传入的细胞体位于相应脊髓水平的背根神经节。因此，在皮肤区 $T_{11} \sim L_2$ 和 $S_2 \sim S_4$ 感觉到盆腔和会阴内脏的疼痛，主要局限于下腹部区域、骨盆和会阴，有时会辐射到下肢上部。

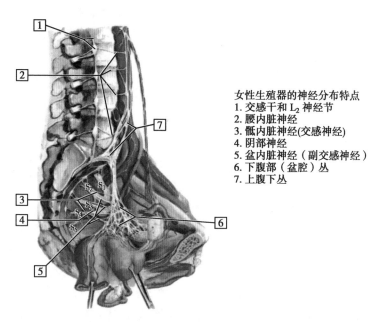

女性生殖器的神经分布特点
1. 交感干和 L_2 神经节
2. 腰内脏神经
3. 骶内脏神经(交感神经)
4. 阴部神经
5. 盆内脏神经（副交感神经）
6. 下腹部（盆腔）丛
7. 上腹下丛

硬膜外阻滞有一点穿刺法和两点穿刺法。一点穿刺法可经 $L_2 \sim L_3$ 间隙穿刺，向头侧置管，经腹手术阻滞平面达 $T_8 \sim S_4$，经阴道手

术阻滞平面达 T_{12}~S_4 为宜。两点穿刺法，一点可经 T_{12}~L_1 间隙穿刺，向头侧置管；另一点经 L_3~L_4 间隙穿刺，向尾侧置管，阻滞平面控制在 T_6~S_4，适用于宫颈癌扩大根治术。对硬膜外阻滞有禁忌者，可选用全身麻醉。

椎管内麻醉患者最常用的体位为侧卧，患者背部与手术台边沿相齐、与床面垂直，屈曲两腿尽量贴近腹部，低头使下巴尽量靠近胸骨，使整个脊柱暴露出来，以便于麻醉医生操作。患者体位摆好以后要保持，不能随便改变。

麻醉医生在背部确认穿刺间隙，然后开始操作消毒铺巾，再次确认穿刺间隙后进行皮下局麻。穿刺时，硬膜外麻醉针尖依次穿过皮肤→筋膜→棘上韧带→棘间韧带→黄韧带→硬膜外腔，验证负压后置入硬膜外导管，而腰麻针尖继续前进，通过硬脊膜→硬膜下隙→蛛网膜→蛛网膜下隙，见到脑脊液后注入腰麻用药。

穿刺到位以后，向椎管内注射麻醉药物，患者会觉得自己臀部或腿有些发热发麻，有时候还需要在硬膜外腔放置一根导管方便术中追加药物。然后将患者翻身躺平，有时候可能还需要调节床位，以达到适当的麻醉平面，不同神经纤维被阻滞顺序为血管舒缩 - 温觉 - 痛觉 - 触觉 - 运动 - 压力感 - 本体感觉。用酒精棉签或细针轻轻测试患者的感觉消失范围以便确定麻醉平面，判断是否能够满足手术要求，同时也确保麻醉平面不会过高而影响循环和呼吸。

在此期间，麻醉医生需要询问患者的感觉，例如有没有胸闷心慌、口唇麻木、呼吸困难等，告知患者如果有任何不适也请及时告诉医生，医生会给予相应的药物和措施处理。

操作过程中患者可能会因为血压降低以及手术牵拉反应引起恶心呕吐，这时应将患者头偏向一边，避免呛咳或让呕吐物进入气管里。还有部分患者受椎管内麻醉后会出现寒战，这与麻醉区域体表皮肤的血管扩张、机体散热增加、手术室内温度设定稍低以及消毒时皮肤暴露于空气中造成热量散失以及患者体温调定点改变有关，应注意为患者保温。有部分患者术后可能会出现头痛，麻醉结束后去枕平卧 6 小时，适当补充液体，并且保证充足睡眠可减少头痛的发生。椎管内麻醉也常引起尿潴留,一部分因为麻醉药物阻滞支配膀胱的神经,一部分与患者不习惯卧位排尿有关,很多患者麻醉后需要插尿管进行导尿。

(2)全身麻醉:全身麻醉指麻醉药通过吸入、静脉或肌内注射等方法进入患者体内,使中枢神经系统受到抑制,患者意识消失而无疼痛感觉的一种病理生理状态。全身麻醉是临床麻醉常用的方法,也是大型手术和复杂、疑难手术最常用的麻醉方法。

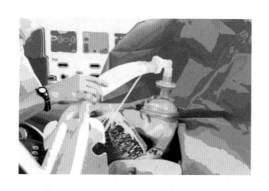

全身麻醉诱导是一种使患者从清醒状态转变为可以进行手术操作的麻醉状态的过程,分为静脉快速诱导、吸入麻醉诱导及其他诱导方法。静脉快速诱导迅速、平稳,是临床最常用的方法。吸入麻醉诱导适用于不宜用静脉麻醉及不易保持静脉开放的小儿等。于全身麻醉本身而言,诱导是全身麻醉过程中一段风险较大的时间,可以出现某些并发症甚或惊险的情况,如血压剧降、心律失常、心肌缺血、心脏停搏、呼吸道梗阻、呕吐反流、严重支气管痉挛、气管内插管并发症等。

有人将全身麻醉的诱导阶段比喻成飞机的起飞,恰如其分。预充氧是麻醉诱导前不可省略的、最重要的步骤,目的是使身体里的氧气/氮气比例增大,也就是氧气增多,患者多通过面罩吸氧,为建立气道和恢复有效通气提供时间。

麻醉诱导结束就进入麻醉维持阶段。诱导与维持这两个阶段之间并没有明显的界限。在全身麻醉诱导完成后,血液内麻醉药浓度或分压已达到平衡,此时麻醉医生要根据妇科手术进展情况、患者自身耐受力等适当追加麻醉药物,以维持至满足手术需要的水平。麻醉医生通过对患者的临床观察和重要生理指标的监测(呼吸、脉搏、血压、尿量、中心静脉压、脉搏氧饱和度、血气、体温、心电图、脑电图等)维持血流动力学平稳,通过呼吸管理,保证气道通畅,维持良好的肺通气和肺换气,注意及时处理术中可能出现的各种情况,如过敏性休克、心律失常等,尽可能保持稳定的内环境和正常的脏器功能,保证手术顺利进行。

最后,手术即将结束,停止应用麻醉药到患者完全清醒的这一时期称为全身麻醉苏醒。患者慢慢醒来,呼吸功能恢复后,麻醉医生此时需根据患者的病情、苏醒情况来决定拔管并掌握好指征。全麻后拔出气管导管是麻醉过程中一个非常关键的阶段,过早或不恰当拔管都会造成严重后果。全身麻醉后的及早苏醒有利于患者重要器官自主调节能力的恢复,有利于患者的康复和术后护理。有人将全身麻醉苏醒比喻成飞机的降落,亦是如此。很多情况下,患者对这个过程是没有记忆的,所以,也就不那么可怕。气管插管和拔管的并发症包括:①喉痉挛;②误吸和呼吸道梗阻;③拔管后气管萎陷;④咽喉痛;⑤声带麻痹;⑥杓状软骨脱位;⑦喉水肿;⑧上颌窦炎;⑨肺部感染。其中最常见的是咽喉痛,其他并发症也有可能发生,但发生率很低。

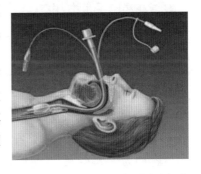

靶控输注技术、静吸复合麻醉、麻醉深度监测以及肌松监测在全身麻醉管理中的合理应用,有利于患者术后快速苏醒。气道管理一般可选择气管插管、喉罩、口咽通气道维持呼吸道的通畅。喉罩作为一种声门上的通气装置,是介于气管导管和面罩之间的一种特殊人工气道,术中可保留自主呼吸,可行机械通气,特别适用于短小手术麻醉。与气管插管相比,应用喉罩可适当减少麻醉药用量,可在不使用肌松药的情况下顺利置入,有利于加快术后肌力恢复和患者苏醒,降低诱导和苏醒期血流动力学的剧烈波动,避免肌松药和拮抗药的过多使用。但需要注意,喉罩不能完全隔离气道和食管,可能发生误吸,对于饱胃、呕吐、上消化道出血的患者不宜使用。

(3)不插管全麻:创伤小、时间短的妇科手术,比如单纯的宫腔镜检查、取活检、人流、上节育环、取节育环这些手术,保留患者自主呼吸的同时给予适量的麻醉药完全可以保证手术需要的麻醉深度和患者的舒适度。但是不插管全麻最大的难点是对麻醉可控性要求高,麻醉药物效能和清除个体差异大,可能出现术中镇静不充分或镇静过深、患者不能很好地配合手术、循环和呼吸系统明显抑制等情况,需要麻醉医生对患者进行个体化治疗。静脉全麻推荐复合用药的方法,单纯镇静药物无法达到理想的麻醉状态,一般要复合镇痛药物一起使用,但这也使得麻醉效应预测难度增大,术中应加强监测。静脉麻醉维持可根据手术时间长短,分为单次给药法、分次注入法、连续给药法,方法灵活多变。

(4)监测下的麻醉管理(monitored anesthesia care,MAC):MAC一般指在局麻手术中,由麻醉科医生实施镇静和/或镇痛,并监测患者生命体征,诊断和处理 MAC 中的临床问题。其主要目的是保证患者术中的安全、舒适、满意。

4. 常见的妇科手术麻醉

(1)生殖器肿瘤子宫附件切除术:随着腔镜技术日益成熟,腹腔镜下行子宫或附件切除术者在临床占比居多,常首选全身麻醉。手术患者如为中老年人,可能伴有循环和呼吸系统疾病及糖尿病,可能因长时间慢性失血而有贫血,各重要器官因慢性贫血可能有不同程度的损害。因此,应重视麻醉前处理和准备工作。血红蛋白低于70g/L 的患者,应认真纠正至 80g/L 以上方可施行择期手术。经腹手术可选择腰-硬联合阻滞或连续硬膜外阻滞,也可选择全身麻醉。高血压同时伴有冠心病、心绞痛史或有左/右束支完全性传导阻滞者宜选用全身麻醉。

宫颈癌、子宫内膜癌根治术及卵巢恶性肿瘤等由于手术范围大、创伤及出渗血较多、手术时间较长,应选用全身麻醉或椎管内麻醉联合全身麻醉。对老年人或并存有心肺疾病者,围麻醉手术期应加强生命体征监护,注意体液动态平衡,维护心、脑、肺、肾等器官功能。

(2)巨大妇科肿瘤切除术:手术多选择开腹进行,麻醉的难易度与肿瘤大小有直接关系。巨大肿瘤可引起膈肌上升,胸廓容积明显缩小,呼吸运动和肺通气功能受限,患者可能长时间处于低氧和二氧化碳蓄积状态;又因呼吸运动受限,易并发呼吸道感染。麻醉前应常规检查肺功能及动脉血气分析,必要时行抗感染治疗。巨大肿瘤可能压迫下腔静脉,导致下肢静脉回流障碍,发生下肢水肿和深静脉血栓形成。围术期需要防治静脉血栓栓塞症。巨大肿瘤也可压迫腹主动脉,使心脏后负荷增加,对心功能不良的患者不利。麻醉前应常规检查心电图、超声心动图,了解心功能代偿程度。腔静脉长时间受压,可使硬膜外间隙血管丛扩张淤血。硬膜外阻滞穿刺置管时应注意避免血管损伤和硬膜外腔出血。用药量应相对减少,防止阻滞平面过高,同时要考虑到术前术后凝血功能的改变。巨大肿瘤压迫胃肠道,可使患者营养不良,消瘦虚弱,或继发贫血、低蛋白血症和水电解质紊乱,麻醉前应予以调整纠正。

麻醉方法与药物的选择应根据心肺功能代偿情况全面权衡。脐以下中等大小肿瘤,可选用腰麻-硬膜外联合麻醉或连续硬膜外阻滞,麻醉前应进行补偿性扩容,以减少阻滞区域交感阻滞后引起的循环剧烈波动。巨大肿瘤使患者难以平卧者,如为良性囊肿,麻醉前可试行囊肿穿刺缓慢放液,同时静脉补充血容量,再实施全身麻醉。术中检查,放囊液及搬动肿瘤等操作时,应严密监测血流动力学变化,搬出肿瘤后应立即行腹部加压,以防因腹内压骤降引起内脏血管扩张,大量血液淤积而引起回心血量突然减少,导致有效循环血容量相对不足而出现严重低血压。预防的方法是在肿瘤搬出前进行适当扩容,必要时可使用麻黄碱、多巴胺等缩血管药物。当然也要避免过度扩容引起容量负荷过重,导致急性肺水肿的发生。因此,术中要准确判断心脏前后负荷的增减,及时调整容量平衡。

(3)宫外孕破裂:宫外孕破裂为最常见的妇科急症,麻醉抢救措施主要取决于失血或休克的严重程度与时间长短。麻醉前要对患者的失血量和全身状态作出迅速判断,做好输血输液的充分准备,积极处理失血性休克。患者处于休克前期时,估计失血量在600ml左右;轻度休克,失血量为800~1 200ml;中度休克,失血量为1 200~1 600ml;重度休克时约为2 000ml。休克前期和轻度休克时,以选择全身麻醉为宜。严重休克的患者,生命处于垂危状态或存在其他不允许选择全身麻醉的情况下,可以在积极抗休克的同时选择局部浸润麻醉进腹止血,待休克好转后再寻求进一步的治疗措施。对合并心功能不全的患者,全麻时宜选用对心血管系统影响较小的药物,如依托咪酯、小剂量氯胺酮等,与肌松药、镇痛药行复合全麻。由于宫外孕破裂发病紧急,部分患者可能存在饱胃情况,麻醉诱导时要严防呕吐误吸。术中依据失血量补充成分血、代血浆和平衡液,及时纠正代谢性酸中毒,维护肾功能。麻醉后应继续严密观察,预防感染及心、肺、肾等重要脏器的继发性损害。

(4)子宫肌瘤、子宫腺肌病及异位妊娠切除术:此类手术患者年龄较轻,并发症较少,术中血流动力学较为稳定,随着腹腔镜手术的飞速发展,当前该类手术多经腹腔镜完成,因此应用喉罩全麻更为常用。

(5)阴式子宫切除术及阴道壁修补术:此类手术须用截石位。另外,此类手术常需局部注射肾上腺素等收缩血管并反复多次牵拉宫颈,可能会引起血压升高、心率增快和迷走神经反射引起的心率减慢。手术可以选用较为简便的椎管内麻醉,也可采用全麻。

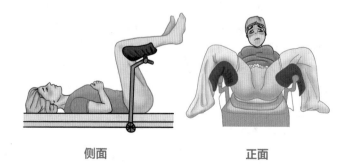

侧面　　　　　　正面

（6）宫腔镜检查与手术：单纯宫腔镜检查和取活检时，无须麻醉。在宫腔镜下进行手术时，根据患者情况可分别选用硬膜外阻滞、蛛网膜下隙阻滞、腰麻 - 硬膜外联合阻滞或全身麻醉，目前以静脉全身麻醉为最多。术中可发生迷走神经紧张综合征，临床表现为恶心、出汗、心动过缓、低血压，严重者可致心搏骤停，因此宫颈明显狭窄和心动过缓者尤应注意预防。

除常规管理与输液外，主要应注意膨宫介质的不良反应和可能发生的并发症。椎管内阻滞范围应达 T_{10}~S_5；全身麻醉应有一定的镇痛强度或麻醉深度；阿托品有一定的预防和治疗迷走神经紧张综合征的作用。以晶体液为介质者，应注意有无体液超负荷或水中毒的问题，应注意出入量的观察，密切监测血流动力学。

麻醉手术后应常规监测心电图、血压、脉搏、指脉搏氧饱和度，待生命体征平稳、意识恢复后，患者方可离开术后监护室或送返病房。

人们传统观念认为大手术需大麻醉、小手术需小麻醉，这种观念是不正确的，麻醉方法的选择应根据患者的病情特点，遵循生命至上的原则，在力保患者生命安全的前提下尽量满足手术的要求，从而为患者创造舒适、无痛的手术条件。因此，临床工作中往往出现大手术需小麻醉、小手术需大麻醉的情况。

5. 术后镇痛

免除疼痛是患者的基本权利。世界卫生组织更是将疼痛确定为继血压、呼吸、脉搏、体温之后的"第五大生命体征"。全麻过程中麻醉医生一般会给予适当的阿片类药物保证患者在术后早期不会感到剧烈疼痛。但是阿片类药物会产生剂量依赖性副反应，包括恶心、呕吐、镇静、膀胱功能障碍及呼吸抑制等，为避免出现这些副作用，其用量会受到限制。随着阿片类药物的代谢，妇科手术后可能会出现不同程度的疼痛。对于大多数患者来说，这些疼痛程度是中度的。麻醉医生会采取一些方法来缓解术后的疼痛。术后镇痛常见静脉镇痛、椎管内麻醉镇痛或复合方法镇痛。

制定麻醉方案时可以采用椎管内阻滞联合全身麻醉的方法，在很大程度上可以缓解术后的急性疼痛。因为椎管内阻滞麻醉持续的时间较长(一般可以维持12~24小时),还可以减少阿片类镇痛药的用量,减少全麻副作用的发生。该方法对技术和设备要求较高,基层医院麻醉医生可能无法实施区域神经阻滞,因此手术结束时切口浸润性麻醉也可以起到部分镇痛效果。

非甾体抗炎药也是术后镇痛可选的一种方法。虽然非甾体药物较阿片类或局麻药的镇痛效能弱,而且给予最大镇痛剂量后存在"封顶效应",但它们作用时间长、可能降低暴发痛的风险,是阿片类药物和局麻药的有效辅助用药。

患者"自控镇痛技术"可以使患者参与到对自己的疼痛管理中,这种镇痛方式需要通过"镇痛泵"来实现。临床常见镇痛泵为静脉镇痛或硬膜外镇痛。镇痛泵是一个可以持续和间断输注药物的机械装置。麻醉医生会根据手术创伤大小及患者的具体情况在镇痛泵内预充镇痛药物,这些镇痛药会以一定的速度持续输注,给予患者一个小剂量的基础镇痛。镇痛泵上还有一个患者自控按钮,按压后镇痛泵会单次加量注射镇痛药物,以满足患者的镇痛需求。为了防止反复按压造成药物的过量输注,麻醉医生会为镇痛泵设置一个锁定时间,在锁定时间内多次按压将无法继续增加给药量,以保证用药安全。患者应该重视自己的疼痛,术前与麻醉医生充分沟通,制定适合自己的镇痛方案。

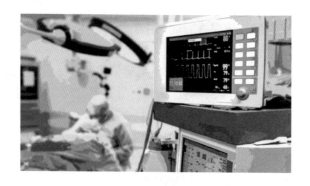

（于　晖）

55检